어떤 관절염도
완치할 수 있는
기저이

KB077899

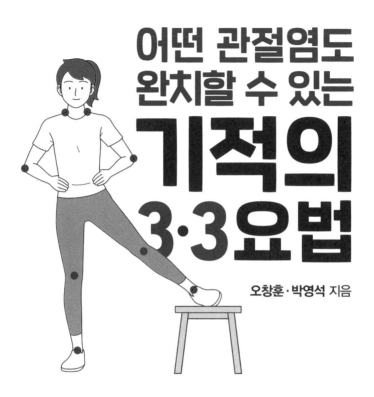

어떤 관절염도
완치할 수 있는
기적의
3·3요법

오창훈 · 박영석 지음

"내 무릎 고쳐주면
수술비 줄게!"

"원장! 요즘 너무 아파서 침도 맞고 물리치료도 받는다고 했잖아. 오늘 물리치료 받으면서 아파죽겠다고 했더니, 거기 원장이 이제 수술할 때가 된 것 같다는 거야! 그런데 내 나이에 어떻게 수술을 받겠어? 수술받지 않게 잘 치료해 봐. 내 무릎 고쳐주면 수술비 줄게."

영순 어머님은 퇴행성 무릎관절염으로 치료받는 70대 초반의 한의원 단골 환자였습니다. 무릎을 고쳐주면 수술비를 주겠다고 말씀하던 쾌활한 분이었습니다. 당시에 정형외과와 한의원을 오가며 통원치료를 받고 계셨고, 그러던 중 증상이 악화되어 정형외과에서 무릎 수술을 권유받으셨습니다.

"어머님, 무릎 나으면 수술비를 주신다고요? 정말이세요?"

"그럼. 수술 안 하고도 나으면 뭘 못 주겠어?"

"그러면 한약 처방으로 치료해보세요!"

"한약으로 무릎이 낫는다고? 이렇게 뼈가 다 변했는데? 염증은? 약(소염진통제) 먹고 주사 맞아도 안 낫잖아."

"그렇죠. 한약으로 염증이 가라앉는다는 게 생소하실 거예요. 침으로 치료하길 원하셔서 말씀을 드리지 않았을 뿐이지, 소염진통제나 침으로 낫지 않는 관절염도 잘 치료된답니다."

영순 어머님은 무릎의 연골이 손상된 지 오래라 육안으로도 슬개골 주변의 변화가 심했고, 걸을 때도 통증 때문에 뒤뚱거리면서 걷고 있었습니다. 통증으로 운동량이 줄면서 다리의 근육도 줄어들었습니다. 근력이 줄면서 무릎 통증이 더욱 심해지고, 이런 악순환에 들어선 지 오래였습니다. 반신반의하면서 항염증 한약 치료를 시작했고, 마침내 수술을 받지 않고도 통증과 열감이 줄고, 소염진통제(NSAIDs) 없이 걸을 수 있게 되었습니다.

"원장, 나 이제 걸을 만해! 걸을 때 아프긴 한데, 약 먹을 정도 는 아냐. 이제 약 안 먹어."

10년 전의 치료 사례인데, 지금의 관절염 치료가 있게 된 첫 사례여서 그분의 얼굴과 목소리가 생생히 기억납니다. 지금은 여든이 넘으셨을 텐데, 잘 지내고 계시는지 궁금합니다.

영순 어머님과 비슷한 분이 많습니다. 무릎이 아파서, 움직이 기 어려워서, 운동도 제대로 못 하고 침과 물리치료, 소염진통 제를 복용하면서 하루하루를 보내는 분들이요. 그러다 무릎 수 술을 하기 적절한 나이인 70세 전후가 되면 수술을 권유받는 실정입니다. 수술받기 전에 효과적인 새로운 방법이 없을까요? 이 질문의 답을 지금부터 들려드리겠습니다.

수술, 진통제 없이 관절염을 치료할 수 있습니다

하루는 어느 환자가 쥐눈이콩, 우슬, 홍화씨 3가지를 환으로 지어 먹었는데 계단을 오르내릴 수 있을 정도로 관절염이 좋아 졌다고 했습니다. 쉽게 구할 수 있고, 비교적 안전해서 중년 이후에 무릎관절염으로 고생하는 분들에게 좋은 조합으로 보였습니다. 모든 관절염을 치료할 수는 없지만, 치료 비용이 부담되거나, 만성염증이 가벼운 분들에게는 효과적일 것 같았습니다. 쥐눈이콩은 신장 기능에 도움을 주고(보정), 우슬은 약의 작용을 하지로 끌어내려주고(인경), 홍화씨는 막힌 곳을 뚫어 뼈를 튼튼하게 해주기 때문입니다(거어혈). 그 약재의 조합을 생각해보고 실제로 임상에 적용해보니 효과가 뛰어났습니다. 많은 사람이 편하게, 두루 복용할 수 있다고 생각되어 이 내용을 유튜브에 올렸습니다.

"3개월이면 관절염이 사라지는 3가지 약재"라는 제목으로 올린 영상은 반응이 놀라웠습니다. 게시한 지 2주 만에 조회 수가 늘기 시작하다가 5개월이 지나면서 50만 회를 달성했습니다. 그 뒤로 꾸준히 시청이 늘어나 현재는 115만 회를 상회하고 있습니다. 효과를 보신 분들이 다시 찾아와 댓글로 효과를 입증해주기도 했습니다.

"70대 중반인데요. 계단을 오를 때, 의자에 앉았다가 일어날 때 엉치가 너무 아팠는데 약재 덕분에 어느 날 계단을 그냥 오

르지 뭐예요." - 김은*

"약재 먹은 지 3개월이 다 되어 갑니다. 다리가 아프지 않으니 행복합니다." - 힐링**

"약재를 환으로 지어먹고 3개월 지나 보니 손가락 통증이 많이 사라졌어요." - 김군*

"무릎이 아파서 걸어다닐 때 약간 절고, 찌르는 통증이 있었어요. 5~6개월 복용했더니 완전히 나아져서 마음껏 돌아다닐 수 있게 되었어요." -Zhen***

"양평에 사는 할머니예요. 현재 3개월 하고도 보름을 먹었네요. 무릎이 아프고 부어서 엄청 고통받았지요. 앉거나 설 수도 없고 계단은 엄두도 못 냈어요. 지금은 정상적으로 생활하고 있습니다." - 이문*

젊을 때야 며칠 푹 쉬기만 해도 좋아졌는데, 나이를 먹을수록 쉬거나 소염진통제를 복용해도 호전되지 않아서 답답한 분들이 많았던 것입니다. 쉬어도 낫지 않는 것은 인체 본래의 치유력이 떨어진 것이고, 이때는 소염진통제로 염증의 진행을 억누르는 것보다 치유력을 회복시키는 치료가 필요합니다. 그래서 효과를 보았던 분이 많았던 것입니다.

치료를 방해하는 주된 원인을 제거하는 것도 치료의 한 방향인데요. 제가 주목한 원인은 소염진통제였습니다. 최근에야 소염진통제를 오래 복용하면 무릎 연골의 퇴행성 변화가 더 빨라진다는 연구 결과가 발표되기 시작했습니다. 아직은 이런 최신 연구 결과를 모른 채 무의미하게 복용하는 분들이 많죠. 통증이 극심할 때 잠깐은 복용할 수 있지만, 퇴행성 관절염이나 오래된 통증에는 분명히 약을 끊고 치료해야 합니다. 소염진통제를 끊고 버틸 수만 있다면 치료 기간을 현저히 줄일 수도 있습니다.

하지만 잠깐 아픈 통증과는 달리, 짧게는 몇 개월에서 길게는 10년 넘게 통증을 호소해온 분들이 진통제를 끊는 것이 쉬운 일은 아닙니다. 통증을 견딜 만한 수준으로 낮출 방법이 필요했습니다. 그 방법은 바로 아픈 관절을 때려주는 것입니다. 치료 효과가 날 때까지 진통제 없이 버틸 수 있도록 도와드리고픈 마음에서 영상을 만들었습니다.

"세상에서 가장 저렴한 퇴행성 관절염 치료 방법"이라는 제목의 영상이었습니다. 4개월 만에 조회 수가 50만이 되더니, 현재는 122만 회를 넘었습니다. 그게 가능하겠냐며 비아냥거리는 분들도 있었지만, 믿고 실천했더니 효과를 보았다고 남겨주신 댓글을 보면 무척 보람이 있었습니다.

"대퇴부가 몇 개월 전부터 아파서 잘 걷지도 못 했는데, 이 방법을 따라 3일간 했더니 완전히 치료된 것 같아요. 그동안 병원도 많이 다녔지만 소용없었어요. 이 방법을 널리 알리고 싶어서 댓글 씁니다." - Lee***

"발바닥 앞쪽이 심하게 아팠을 때 지인이 눈물 나도록 때려주면 싹 낫는다 해서 따라 했더니 신기하게 다 나았답니다. 그런 원리 같군요." - 배화*

"신기하네요. 양쪽 무릎 모두 심한 퇴행성 관절염으로 7회차 프롤로 주사를 맞고 있어요. 잘 걷지도 서지도 못할 정도로 통증이 심했고 새벽에 아파 잠이 깰 정도였어요. 선생님 말씀처럼 양무릎을 조금 아플 정도로 때렸더니 통증이 30% 정도 감소되었어요. 이 정도만으로 쭉 살 수 있으면 좋겠어요." - 102*

"콕콕 쑤셔서 움직이지도 못하고 더 아플까 봐 꼼짝하지 않았어요. 영상 보고 따라 해보니 시원하고 통증이 가시는 듯합니다." - 뜸부*

제가 올린 영상들을 본 분들과 댓글로 소통하고, 또 그분들이 저를 찾아오면서 더 많은 이들과 소통하게 되었습니다. 유튜브를 시작한 지 3년이 채 안 되었는데, 어느덧 구독하는 분이 15만 명에 다다르게 되었습니다.

낫지 않는다면 만성염증이다

관절염의 원인 중 하나는 염증입니다. 수술 전에는 염증을 치료해야 합니다. 염증 치료가 잘 되지 않을 때 선택하는 마지막 치료법이 수술이지요. 그런데 수술이 발달하지 않은 관절염이 많습니다. 대표적으로 손가락관절인데요. 손가락처럼 작은 관절은 스테로이드 주사도 조심해야 합니다. 사정이 그렇다 보니 정형외과에 가면 "마땅한 치료법이 없습니다. 아플 때만 소염진통제를 드세요."라는 말을 듣습니다. 이 때문에 치료를 포기했다는 분을 많이 보았는데요. 손가락관절염은 치료할 수 있습니다.

손가락관절염의 치료는 "연골이 닳아서 관절이 아프다."는 고정관념을 뒤집을 수 있는 증거이기도 합니다. 제가 손가락관절염을 통해 수술 전에 염증 치료부터 하는 게 마땅하다는 사실을 입증했습니다. 그리고 염증반응을 억제하지 않았더니 오히려 치료가 잘된 사례들이 쌓여가고 있습니다. 그 결과 드디어 확신을 가지고 말씀드릴 수 있게 되었습니다.

관절염을 치료할 때 연골보다 염증을 주목해야 합니다. 그래서 소염진통제와 수술 외에 치료법이 없다고 진단받은 관절염 환자들에게 희망을 드렸습니다. 어떻게 하면 좋아지는지, 방법과 원리, 경험까지 여러분과 나누고 싶어서 책을 쓰게 되었습니다. 염증에 대한 관점이 바뀌고, 관절염 치료에 대한 인식이 바뀌는 세상을 꿈꿔봅니다.

1장에서는 기존 상식을 뒤집어보는 시간을 가지겠습니다. 관절염이 낫지 않았다면 그동안 받았던 치료에 대한 고정관념을 떨쳐야 합니다. 관절염을 만성염증성 질환의 관점으로 보기 시작하면 새로운 치료법도 선택할 수 있게 됩니다. 아울러 기존의 방법까지도 잘 활용할 수 있습니다. 2장에서 만성염증에 대한 새로운 이야기를 더 자세히 전해드립니다.

3장에서는 만성염증을 치료하는 방법을 살펴봅니다. 기존의 염증 치료 방법인 소염진통제를 왜 끊어야 하는지, 항염증 한약 치료는 기존의 건강식품과 어떻게 다른지 살펴봅니다. 4장에서는 관절염, 염증에 나쁜 것을 줄이는 방법들을 모아두었습니다. 좋은 방법을 찾는 것 못지않게 나쁜 방법을 줄이는 것도 치료의 한 방편입니다. 재테크에서 돈을 잘 버는 방법보다 돈이 새지 않도록 하는 게 더 중요하다고 하잖아요. 그런 차원에서 염증을 조장하는 습관들을 없애기 위한 내용을 담았습니다. 관절염이 심하지 않은 분들에게도 유익한 방법들입니다.

5, 6장은 관절염 치료를 위해 실질적인 방법들을 정리했습니다. 만성염증을 없애는 데 도움이 되는 방법들인데요. 관절염의 정도에 따라 통증을 줄이거나 최소한 진행을 늦출 수 있습니다. 다른 치료법과 병행하면 시너지 효과를 낼 수 있고요. 특히 관절염이 아직 심하지 않은 분들은 4~6장을 읽고 집에서 실천하면 좋겠습니다. 7장은 앞에서 보았던 최신 이론을 부위별 관절염에 적용하는 방법들을 소개했습니다. 관절염을 빨리 벗어나고자 마음이 급한 분들은 7장부터 봐도 괜찮습니다. 부록에는 환자 분들이 많이 궁금해했던 질문들을 정리했습니다. 만성염증과 항염증 치료에 대한 질문뿐만 아니라 건강과 관련된 일

반적인 궁금증에 대한 답변을 모아두었습니다. 또한 부위별로 관절염 운동법을 한눈에 보기 쉽게 정리해두었습니다.

이제 진료한 지 15년 차가 되었습니다. 한의학을 연구하는 것은 기본이고 치료율을 조금이라도 올리기 위해 정형외과 원장님에게 자문을 구하기도 했습니다. 물리치료사, 약사, 심리상담사 등 여러 분야 전문가로부터 편견 없이 배웠습니다. 그중에서도 환자들이 가장 많은 가르침을 주었습니다. 혈기 왕성한 운동선수부터 요양병원에서 임종 직전의 환자까지 다양한 환자를 1년이면 1,000여 명 이상 만났습니다. 그분들을 치료하면서 관절염과 만성염증 치료에 대한 확신을 갖게 되었습니다. 이 방법들이 관절염으로 고통받는 분들에게 유익하길 바랍니다.

오창훈 한의사, 박영석 한약사

차례

7 부위별로 관절염을 치료하겠습니다

관절염,
왜 이렇게 낫지 않을까?

아침에 깨어 바닥에 발을 딛고 일어서는데, 무릎이 욱신거린다
고 상상해보겠습니다. 어제 일을 많이 해서인지, 운동을 많이
해서인지 알 수 없지만 요즘 무릎이 가끔 아플 때가 있다고 해
보죠. 그런 적이 있었던 분도 있을 테고요. 움직이면서 몸을 풀
거나 스트레칭을 하면 풀리기도 합니다. 풀리지 않으면 침, 물
리치료 등을 받으셨을 텐데요.

이런 시도 없이 바로 약을 먹는 분도 있습니다. 쉽게 구할 수
있고, 병원에서도 자주 처방받아서 익숙하기 때문이겠죠. 아프

다면 관절과 주변 조직에 염증이 있기 때문입니다. 이때는 아픈 부위만 만지작거려서는 한계가 있습니다. 관절염은 염증 치료를 먼저 해야 합니다. 그런데 염증의 종류에 따라 염증 치료법이 달라야 한다는 사실을 대부분 모릅니다. 전문가들도 마찬가지일 때가 많아요.

염증은 크게 급성염증과 만성염증으로 구별합니다. 그중에 만성염증에 대한 연구가 부족해서, 만성염증 치료법이 마땅치 않은 실정인데요. 저는 만성염증을 '누적된 손상의 총합'이라고 정의합니다. 이러한 만성염증의 정의를 따르면 기존 치료법의 한계를 뛰어넘을 수 있습니다. 아플 때마다 소염진통제로 버티던 패턴을 바꿀 수 있다는 것이죠. 염증에는 소염진통제를 써야 한다는 공식을 깨뜨릴 때, 진정한 염증 치료가 시작됩니다.

지팡이를 내려놓게 된 기적

하루는 60대 초반의 남성이 무릎이 아파서 지팡이를 짚고 오셨습니다. 무릎이 많이 부어 있었고 부종이 심했는데, 10개월 전에 삐끗한 이후로 아픈 것 같다고 하셨습니다. 확인해보니 삐끗한 뒤로 운동을 못 하게 되었고, 3개월 전부터 소염진통제를 드셨으며, 과거에도 1년 정도 드셨던 적이 있었습니다. 거품뇨와 야뇨도 있었는데요.

삐끗한 것보다는 신장의 만성염증을 주된 원인으로 보고 치료를 시작했습니다. 신장의 만성염증 때문에 무릎이 아프다는 말이 생소할 것입니다. 흔히 신장을 혈액을 걸러내는 역할 정도로 여기는데, 현대의학에서는 혈액을 생성하게 하고, 여러 가지 호르몬을 분비하는 등 중요한 역할을 많이 하고 있다는 사실이 밝혀졌습니다.

신장의 만성염증을 염두에 두고 치료를 시작한 지 2개월이 지날 때까지 무릎의 부종과 통증에는 변화가 없었습니다. 하지만 걷기가 조금씩 수월해지고, 야간뇨 횟수가 줄었습니다. 발뒤꿈치와 발바닥이 시큰거리는 명현현상(오랫동안 나빠진 건강이 회복하는 과정에서 일시적으로 나빠졌다가 완쾌되는 현상)이 있더니 3개월의 치료를 마치고 통증과 부종이 줄고, 지팡이 없이 걷게 되었습니다. 몇 달 뒤 지인의 치료를 위해 내원했을 때도 지팡이 없이 잘 지내고 다시 일을 시작했다고 기뻐하셨습니다.

치료하는 사람도, 치료받는 환자도 소염진통제에 자연스럽게 손이 갑니다. 하지만 만성염증에는 소염진통제를 쓰지 않고 치료해야 합니다. '소염진통제 없이 어떻게 염증을 치료하지?'라며 의아할 것입니다. 소염진통제는 이름 그대로 염증을 없애고 통증을 느끼지 못하게 하는 약입니다. 정확히는 염증반응 기전을 억제하는 약입니다.

하지만 만성염증에는 효과가 없고, 부작용에 시달리기도 합니다. 달리 뾰족한 방법이 없어서 복용했을 뿐이었던 것이죠. 하지만 이제 달라져야 합니다. 인류가 항생제 사용을 줄여가고 있듯이 소염진통제도 주의해서 사용해야 합니다. 소염진통제 없이 치료하는 게 좋다는 분명한 연구 결과와 소염진통제 없이 치료하는 효과적인 방법이 있습니다. 지금부터 차근차근 알려드릴 테니, 기존의 상식을 잠시만 내려놓고 귀 기울여주세요. 우선 여러분에게 만성염증이 있는지 체크해보기 바랍니다.

나도 만성염증일까?

– 만성염증 자가진단표

만성염증 체크리스트를 통해 여러분도 만성염증이 있는지 확인해보세요. 각 항목에서 한 가지라도 해당된다면 체크하기 바랍니다.

기본 상태

☐ 일주일에 3회 이상 기상 시 피로감을 느낀다.

☐ 주말에 푹 쉬어도 피로가 풀리지 않는 느낌이다.

☐ 몸, 관절이 뻣뻣한 느낌이 있다.

☐ 일주일에 1회 이상 설사하거나 설사와 변비를 반복한다.

☐ 변비가 있다.

☐ 생리통, 편두통, 복통, 근육통, 손발 저림이 있다.
(한 가지만 해당해도 체크한다).

☐ 잠들기 어렵거나 자다가 잘 깨는 편이다.

- ☐ 소변을 자주 보는 편이고, 참기 어렵다. 자다가 소변 때문에 깨기도 한다.
- ☐ 여름에 더위를 많이 타고 겨울에 추위를 많이 탄다.
- ☐ 20세 이후로 체중이 10% 이상 늘었다.
- ☐ 혈당 수치가 높다.
- ☐ 혈압약을 복용하고 있다.
- ☐ 소염제, 진통제를 아플 때마다 복용한다.

생활습관

- ☐ 걷기를 싫어하는 편이다.
- ☐ 직장인이거나 하루 중 앉아 있는 시간이 길다.
- ☐ 흡연한다.
- ☐ 일주일에 2회 이상 술을 마신다.

감정

☐ 쉽게 짜증이 나고 스트레스를 잘 받는다.

☐ 쉽게 기분이 가라앉는다.

☐ 걱정, 불안이 많다.

☐ 완벽주의 성향이다.

식습관

☐ 때가 되어도 배고프지 않다.

☐ 단 음식, 과자, 초콜릿, 액상과당이 들어 있는 음료, 주스 등을 자주 마신다.

☐ 야채를 좋아하지 않는다.

☐ 과식, 야식, 간식을 자주 먹는다.

☐ 커피, 녹차, 홍차 등 카페인 음료를 하루에 2회 이상 마신다.

진단 결과

5개 이하

양호한 단계입니다. 건강한 삶을 지속하기 위해 꾸준하게 관리하세요.

6~9개

당장 치료가 필요하지는 않지만, 어떤 질환으로 치료 중이라면 만성염증 치료가 필요합니다.

10~14개

가능하면 빨리 치료받아야 합니다. 어떤 질환으로 치료 중이라면 더욱 시급합니다.

15개 이상

만성염증이 누적된 상태입니다. 반드시 치료받아야 합니다.

내 몸의 관절은 편안한가?

– 관절 부위별 자가진단표

관절 부위별 자가진단표를 통해 여러분의 관절 건강을 체크하세요. 부위별 치료법을 실천하면 관절이 부드러워지고 편안해질 것입니다.

손목관절

☐ 손목이 자주 시큰거린다.

☐ 양손목을 90도로 꺾어 손가락이 아래를 향하게 손등을 마주 대고 1분간 유지하면 손목에 통증이나 저림이 있다.

☐ 손목을 두드리면 저린다.

☐ 근육이 약해져 악력이 떨어진다.

진단 결과

증상이 2개 이상 지속해서 나타날 경우 손목터널증후군 치료가 필요합니다(159쪽 참고).

어깨관절

☐ 가만히 있어도 어깨에 통증이 느껴진다.

☐ 혼자서 옷 뒤에 있는 지퍼를 올리지 못한다.

☐ 팔을 옆이나 앞으로 올리거나 뒤로 젖힐 때 통증이 있다.

☐ 손을 선반 위로 뻗거나 멀리 있는 물건을 집으려고 뻗으면 통증이 있다.

☐ 목욕할 때 혼자서 뒷목이나 어깨를 씻기 힘들다.

☐ 어깨가 아파 수면을 방해한다.

☐ 통증은 줄어드는데 어깨는 점점 딱딱해진다.

진단 결과

증상이 3개 이상 지속해서 나타날 경우 어깨관절염 치료가 필요합니다 (172쪽 참고).

무릎관절

☐ 무릎뼈 주위를 누르면 통증이 있다.

☐ 평소 무릎에 힘이 빠지고, 주저앉고 싶어질 때가 있다.

☐ 걷다 보면 통증이 생기고 잠시 쉬면 나아져서 다시 움직일 수 있다.

☐ 발을 붙이고 서 있을 때, 무릎의 안쪽이 서로 붙지 않는다.

☐ 무릎을 굽히거나 펼 때 통증이 있다.

☐ 무릎 주변이 종종 부을 때가 있다.

☐ 계단을 내려갈 때 통증이 있어서 멈출 때가 있다.

☐ 무릎을 움직일 때 소리가 난다.

진단 결과
증상이 3개 이상 지속해서 나타날 경우 무릎관절염 치료가 필요합니다 (164쪽 참고).

고관절

☐ 양반다리를 할 때 통증이 커진다.

☐ 걸을 때 절뚝거리거나 계단을 오를 때 통증이 있다.

☐ 고관절에 무게가 실리면 통증이 생긴다.

☐ 기상 시 사타구니, 엉덩이, 대퇴부 등이 뻐근하다.
　(한 가지만 해당해도 체크한다).

☐ 허벅지가 아프면서 무릎까지 통증이 있다.

진단 결과
증상이 2개 이상 지속해서 나타날 경우 고관절염 치료가 필요합니다
(196쪽 참고).

목

☐ 뒷목이 항상 뻐근하다.

☐ 손을 머리 위로 올리면 팔 통증이 감소한다.

☐ 팔부터 손가락까지 저린 느낌이 있다.

☐ 밤에 목이나 팔 통증으로 잠에서 자주 깬다.

☐ 목을 뒤로 젖힐 때 통증이 있다.

☐ 어깨 부위나 등이 자주 결린다.

☐ 팔의 힘이 자주 떨어지거나 물건을 자주 놓친다.

진단 결과

증상이 2개 이상 지속해서 나타날 경우 목디스크 치료가 필요합니다

(182쪽 참고).

허리

☐ 허리가 뻐근하고 쑤시는 통증이 있다.

☐ 다리를 들어 올릴 때 허벅지 뒤쪽에 통증이 있다.

☐ 하반신이 저리거나 당기는 증상이 있다.

☐ 누운 자세에서 다리를 45도 이상 올리기 힘들다.

☐ 허리를 숙이거나 앉을 때 통증이 심하다.

☐ 허리 통증이 수면을 방해한다.

☐ 앉아 있거나 일어나기 불편하다.

진단 결과

증상이 2개 이상 지속해서 나타날 경우 허리디스크 치료가 필요합니다 (182쪽 참고).

1

인체에 손상이 누적되면 만성염증이 된다

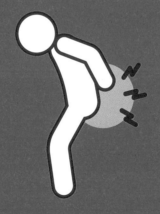

연골이 탱글탱글하고 젊었을 때의 모습을 잘 유지하고 있다면, 이플 확률이 낮은 것은 사실입니다. 그러나 연골을 많이 써서 관절염이 발생한다면 박지성 같은 축구선수들은 현재 기어 다녀야 정상일 것입니다. 하지만 연골이 노화해도 아프지 않은 분이 많습니다. 이 때문에 관절염을 염증 질환으로 보는 게 중요합니다. 아직 수술할 단계는 아닌데 관절염이 잘 낫지 않는다거나 무엇보다 수술만큼은 피하고 싶다면 치료 방식에 의문을 제기해야 합니다. "만성염증 때문에 아프다."는 말에 잠시 귀 기울여주세요.

왼쪽 무릎이 아픈데
오른쪽 무릎을 수술하라고?

"왼쪽 무릎이 아파서 정형외과에 갔어요. 양쪽 무릎을 검사하더니, 오른쪽 무릎 연골에 퇴행이 많이 진행되어서 오른쪽 무릎을 수술해야 한다는 말을 들었어요."

한 환자 분이 진료실에서 하신 말씀인데, 이런 말을 가끔 듣곤 합니다. "아! 그러셨어요. 원숭이도 나무에서 떨어질 때가 있는데, 그 원장님이 오른쪽과 왼쪽을 바꿔 말하는 실수를 한 것 같네요."라고 마음을 풀어드립니다. 연골 상태를 보고 진단하는 원장님의 입장에서는 실수가 아니라 당연한 일이었을 텐데요. 이보다 더 자주 듣는 말은 다음과 같습니다. "연골도 괜찮고 류머티즘도 아닌데 왜 아픈지 모르겠어요."

이런 일이 발생한 이유는 정형외과의 관점으로만 아픈 무릎을 보기 때문입니다. 관절 수술 전문가인 정형외과 원장님은 환자를 위해 할 수 있는 최고의 방법이 수술입니다. 그래서 '아픈 무릎'보다 '얇은 연골'을 찾는 데 몰두했을 것입니다. 다양한 원인을 보지 못하면 이런 일이 생깁니다. 이쯤에서 새로운 질문을 던져보겠습니다. 과연 무릎이 아픈 이유가 연골 때문일까요? 이 책을 덮을 때쯤 명쾌하게 답을 내릴 수 있을 것입니다.

지팡이 짚었다고 환자 아닙니다

무릎이 아픈 이유를 닳아버린 연골 때문이라고 단정하면 안됩니다. 초보 한의사였을 때 저 역시 비슷한 실수를 했답니다. 단골 환자를 따라 이웃 분이 함께 오셔서 대기실에서 기다리곤 하셨습니다. 체구도 작고 허리도 상당히 굽어서 지팡이를 짚고 다니셨는데, 하루는 대기실을 지나는 길에 마주쳐서 인사드렸습니다.

"어르신! 불편하시면 침이라도 맞지 그러세요?"

"나 안 아파!"

지팡이를 짚고 다니니까 당연히 몸이 아프고 불편할 거라 생각했는데, 그분의 대답에 뒤통수를 맞은 듯 멍했습니다.

눈에 보이는 것만으로 단정 지어서는 안 됩니다. 허리가 굽었으니 아플 것이라는 단정처럼, 연골이 얇아졌으니 아플 것이라 생각하기 쉽습니다. 이 때문에 연골이 닳을까 봐 걷지 않거나 체중을 줄이려고 음식 섭취를 줄이는 오해가 생깁니다. 무릎이 아프다면 분명히 염증이 있는 것이므로, 염증이 쌓인 원인을 치료해야 합니다.

뼈와 뼈가 만나는 모든 곳이 관절

관절은 2개의 뼈가 만나는 곳입니다. 각 뼈의 끝은 부드러운 연골로 싸여 있습니다. 그 사이에는 관절강이라는 공간이 있는데, 이 공간의 바깥쪽에는 질긴 섬유막이 있습니다. 섬유막 안쪽에는 윤활막이 있는데, 여기서 부드러운 활액을 분비해서 관절강을 채웁니다. 활액은 연골과 함께 충격을 흡수하고, 관절을 부드럽게 움직일 수 있게 합니다.

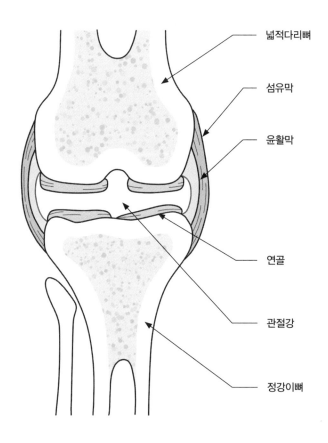

넓적다리뼈

섬유막

윤활막

연골

관절강

정강이뼈

윤활막에서 활액이 부족할 때 보충하는 방법이 연골주사입니다. 좋은 치료법이고, 저도 추천하고 있습니다. 또 다른 방법으로 연골수술이 있습니다. 연골이 닳거나 손상됐을 때 일부 혹은 전체를 교체하는 방법인데요.

최초의 관절치환술은 고관절에 적용되었습니다. 당시에는 과학기술이 부족해 인공관절의 수명이 불과 2년이었습니다. 2년만 지나면 다시 통증에 시달릴 텐데도 수술받기를 희망하는 사람이 많았다고 합니다. 그만큼 고통이 컸던 것인데요. 지금은 과학의 발전으로 좋은 소재들이 개발되어 인공관절의 수명이 20여 년 정도로 늘었다니 참 다행입니다.

하지만 여전히 문제가 있습니다. 평균수명을 고려하여 70세 전후로 인공관절 수술을 할 수 있다는 것이죠. 그래서 수술할 수 있을 때까지 소염진통제를 포함한 비수술적 치료로 버티는 분들이 많습니다. 그나마 무릎, 고관절과 같은 대관절은 수술 방법이라도 있는데, 손가락, 발가락, 어깨, 손목, 발목 등의 관절들은 수술 방법이 없거나, 있더라도 그 효과가 낮을 때가 많습니다. 수술 방법이 마땅치 않으니 자연스럽게 치료법이 없다고 단정 지어서는 안 됩니다. 수술에 너무 의지했기 때문인데요.

수술 방법이 없다면, 다른 방법을 찾아야 합니다. 온몸의 관절이 삐걱거리는데 소염진통제에만 의지하는 것도 안 됩니다. 특히 만성염증 때문이라면 더더욱 다른 염증 치료 방법을 찾아야합니다.

나이 먹어서
아픈 게 아닙니다

나이 먹으면 아프다는 말을 많이 들었을 거예요. 잘 낫지 않을 때 답답한 마음을 잠시 달래는 마법의 단어가 바로 '노화'입니다. 나이가 들어 아프다는 말로 위로를 삼아왔다면 다음 환자의 사례를 눈여겨보기 바랍니다.

하루는 70대 초반의 여성 환자가 내원했습니다. 무릎이 아파서 오셨는데, 정형외과에서 퇴행성 무릎관절염 4기라며 수술을 권했다고 했습니다. 이제 아프기 시작했는데 덜컥 수술이라는 말을 들으니 받아들이기 어려워하셨는데요. 무릎관절염이 퇴행성 4기가 될 때까지 아프지 않았던 게 이상하게 들릴 거예요. 1기부터 4기까지 연골이 닳아가는 정도에 따라 점점 더 아플 것 같으니까요.

살다가 한 번쯤은 무릎이 아플 수 있습니다. 잠깐 무리하거나, 어떤 질환 때문에 회복력이 낮아졌기 때문일 수도 있습니다. 이때는 연골이 아니라 '염증'에 주목해야 합니다. 닳아버린 연골은 마지막으로 수술을 고려할 때 살피면 됩니다. 왜냐하면 70대 어르신이라면 수술 후 저하된 근력을 회복하는 데 재활 시간이 상당히 오래 걸리기 때문입니다. 다리의 근육은 쉽게 빠지는데 다리의 힘은 키우기가 훨씬 어려운 나이니까요.

연골이 닳아서 아프다는 고정관념을 버려야만 염증 치료에 관심을 기울이게 되고, 염증 치료를 통해 몸이 본래 가지고 있던 치유력을 회복할 기회가 생깁니다. 앞선 사례의 여성 환자는 저와 함께 치료를 시작하고 빠르게 호전되셨는데요. 그렇다면 무릎관절염이 퇴행성 4기로 진행되는 동안 왜 아프지 않았을까요? 연골이 닳아서 아픈 것이 아니거든요. 염증 때문에 관절염이 생긴 것처럼, 염증 때문에 관절이 아픕니다.

노화와 염증은 나이에 비례하지 않는다

"나이 먹어서 아프다."는 말의 반대말은 "나이는 숫자에 불과하다."는 말입니다. 이때의 나이는 주민등록상의 숫자, 즉 법적인 나이를 말합니다. '법적 나이'와 '신체 나이'를 구별할 필요가 있습니다.

노화는 신체 나이를 말합니다. 주민등록상 나이와 노화를 구별해야 합니다. 나이가 많아도 노화하지 않아서 높은 산도 잘 타는 분들이 많습니다. 앞선 사례의 할머니도 주민등록상 나이가 70대일 뿐 신체 연령, 즉 노화 정도는 60대 수준이었습니다. X-ray에 나타나는 닳아버린 연골 때문에 아픈 게 아니라 60대의 신체 연령 때문에 일시적으로 관절에 염증이 누적된 것입니다. 젊을 때만큼 신진대사가 활발하지 않아서 만성염증이 누적되었다가 무릎으로 밀려나온 것이죠.

실제로 이 분은 치료 1개월 만에 상당히 좋아지셨고, 2개월 만에 치료를 마무리했습니다. 나이를 먹어서 아프다는 말은 여러분을 나약하게 만듭니다. 머릿속에서 밀어내세요. 나이는 숫자에 불과하다고 생각하면 몸도 젊어집니다.

쓰레기통을 비우지 않으면 어떻게 될까요?

　노화는 신체 나이에 비례한다고 말씀드렸는데요. 노화란 무엇일까요? 노화를 한마디로 정의하면 '회복 속도의 저하'입니다. 20대에는 무리해서 일하더라도 푹 자고 밥 잘 챙겨먹으면 몸이 풀렸습니다. 하지만 60살에 20살에 일한 만큼 활동하면 그다음 날 끙끙 앓을 수 있습니다. 어제 쌓인 피로를 하룻밤이 지나도 해결하지 못한 것입니다. 이런 식으로 피로가 누적되면 아무리 쉬어도 회복되지 않는 지경에 이를 수 있습니다.

　비유하자면 피곤하다고 쓰레기를 버리지 않고 쌓다 보니 하루 만에 치우기 힘든 상태가 된 것입니다. 심각한 노화는 이처럼 극단적으로 회복 속도가 저하된 상태에 놓이고, 기다려도 낫지 않는 단계에 이릅니다. 통증의 원인은 나이 탓이 아니라 회복 속도의 저하 때문입니다. 우리 몸은 끊임없이 손상된 부위를 제거하고 회복하는 과정을 반복하고 있는데, 회복 속도가 저하되면 손상이 누적됩니다. 그렇게 누적된 손상의 총합이 만성염증입니다.

손상이 누적되면 젊어도 탈이 난다

운동을 가르치는 일을 하는 40대 후반의 여성 환자가 있었습니다. 몸을 많이 쓰는 직업인데 관절이 아프면, 난감합니다. 생활을 위해 어쩔 수 없이 소염진통제를 먹으면서 버티는 것이죠. 그러다가 소염진통제를 먹어도 아픈 지경이 되면 치료 기간이 더 길어지게 됩니다.

이 여성 환자 역시 일 때문에 아픈 지 3개월이 되었지만 약 끊기를 두려워했습니다. 용기 내도록 설득하고 응원했더니 약을 끊고 치료했고, 1개월부터 바로 효과를 보고 2개월에 치료를 마무리했습니다. "호미로 막을 것을 가래로 막는다."는 말이 있습니다. 치료에서도 조기 치료가 무척 중요합니다.

이 환자처럼 소염진통제를 끊어도 증상이 더 악화되지 않았던 분들이 많습니다. 그분들은 먹어도 아프고, 먹지 않아도 똑같이 아픈 약을 도대체 왜 먹고 있었는지 모르겠다고 말합니다. 만성염증은 소염진통제를 끊고 치료하는 게 맞다는 점을 다시 한번 확인할 수 있었습니다.

관절염이 왜 잘 낫지 않는지 기존의 관점에 변화가 필요한 점들을 말씀드렸습니다. 핵심은 만성염증이었는데요. 이제 만성염증을 자세히 살펴볼 차례입니다. 마지막에는 만성염증을 쌓는 잘못된 습관과 줄이는 방법까지 준비되어 있으니 힘내서 다음 장으로 넘어가도록 하죠.

만성염증이 쌓이면
관절염으로 이어진다

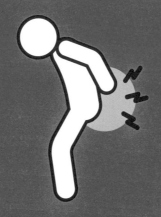

염증반응을 억제하는 일체의 행위를 멈추고, 손상을 주는 요인을 줄이고, 회복 속도를 올려야 만성염증을 줄일 수 있습니다. 만성염증에 대한 생각이 머릿속에 가득 차 있던 어느 날 꿈을 꿨습니다. 꿈에 염증이 나타나 이렇게 말했습니다. "저는 염증인데요. 진짜 억울합니다!" 꿈속에서 보았던 염증의 모습은 생각나지 않지만 목소리는 기억날 정도로 생생했습니다. 어쩌면 제 목소리였을 수도 있습니다. 꿈에서 염증에게 억울함을 밝혀주겠다고 약속했습니다. 염증의 사연을 들어볼까요?

염증은
억울하다

염증 때문에 아프니까 흔히 염증을 나쁘다고 생각합니다. 하지만 염증은 정상적인 신체 보호반응입니다. 신체 보호반응의 예를 들어보겠습니다. 달려가다가 넘어져 무릎이 까진 경험이 한 번쯤 있을 텐데요. 피부가 벗겨지면 쓰라리고 피가 납니다. 조금 더 지나면 진물이 나오면서 까진 부위를 덮습니다. 시간이 더 지나면 다시 피부를 만드느라 혈액이 몰려서 빨갛게 되고, 딱지가 생기고, 새 피부가 딱지 밑에서 올라옵니다. 이때 상처 주위가 가렵기도 하죠.

가벼운 상처라고 생각하는 까진 무릎은 사실 응급 상황입니다. 상처를 통해 몸 안으로 세균이 들어오면 생명을 위협할 수 있거든요. 다만 무릎이 까진 정도는 우리 몸의 면역계가 익숙하게 처리하고 있기 때문에 대수롭지 않게 넘기고 있었던 것입니다.

건강한 상태에서는 다치거나 생명을 다한 세포를 제거하고, 새로운 세포로 대체합니다. 이때 본래 있던 세포와 같은 세포가 만들어져야 하는데, 다른 종류의 세포가 만들어질 때가 있습니다. 손상을 감당하기 어려울 때, 극단적으로는 암에 걸렸을 때도 그렇습니다. 류마티스와 같은 면역계 질환도 이와 비슷한데요. 만성염증 상태에서는 회복이 제대로 이루어지지 않습니다.

정상적인 인체의 회복 과정인 급성염증반응은 우리 눈에 보이는 곳에서 뿐만 아니라, 보이지 않는 몸 안에서도 매순간 열심히 일어나고 있습니다. 피부 조직, 근육 조직, 뼈 조직 등 모든 부위의 세포에서 이러한 염증반응이 일어나기 때문에 우리 몸은 정육점의 고깃덩어리와는 다르게 생체활동을 이어가고 있는 것입니다.

염증은 물리적인 외상, 유해한 화학물질 또는 세균 등의 자극원에 의해 일어나는 조직 손상에 대한 정상적인 신체 보호반응입니다. 그래서 염증이 억울하다고 하소연했던 것인데요. 염증 반응은 손상의 회복 과정 중에 일어난다는 점을 분명히 기억하기 바랍니다.

급성염증과 만성염증

염증은 크게 급성염증과 만성염증 2가지가 있습니다. 여러분이 알고 있는 염증은 대부분 급성염증입니다. 관절이 아프고 다쳤을 때 다친 부위가 빨개지고, 붓고, 열나고, 아픈 증상이 급성염증 때문입니다. 이런 반응이 일어날 때 상당한 불편감을 느껴 염증반응이 어서 끝나기를 바랍니다. 이 때문에 소염진통제를 복용하거나 주사 등으로 염증반응을 억제하는 치료를 하는 것이지요. 그래서 대부분 염증에 대해 부정적인 인식을 가지고 있습니다.

그렇다면 만성염증이란 무엇일까요? 이름처럼 만성화된, 오래된 염증일까요? 그렇습니다. 하지만 만성염증의 일부일 뿐입니다. 많은 전문가들조차 이러한 인식에서 벗어나지 못하고 있습니다. 약학정보원에 따른 만성염증의 정의를 살펴보겠습니다. "급성염증반응은 자극원에 의해 초기에 일어나는 염증반응을 말하며, 이와 반대로 만성염증은 오랫동안 지속되는 염증을 말한다. 급성염증반응이 중단되지 않거나 급성 반응을 거치지 않고 서서히 염증이 일어나 만성화되어서 나타난다."

현대의학에서 말하는 만성염증의 첫 번째 특징은 이름에서 짐작되듯 급성염증반응이 중단되지 않은 오래된 염증입니다. 두 번째 특징은 급성염증반응을 거치지 않고 서서히 일어났다가 만성화된 경우입니다. 붓지도 않고 열 나지도 않는데, 아프고 기능이 떨어진 상태가 지속됩니다. 관절을 제대로 쓰지 못하는 것, 오랫동안 설사하는 것, 아토피, 천식, 두드러기, 불면, 만성기관지염 모두 만성염증 탓입니다. 하지만 이런 정의로는 치료에 도움이 되지 못하고 않는 실정입니다. 현대의학에서는 만성염증의 치료제와 급성염증의 치료제가 다르지 않으니까요.

기존의 만성염증의 정의는 급성염증으로는 이해하기 어려운 염증에 대한 특징을 써놓은 것에 불과합니다. 이 때문에 만성염증에 대해 논의한 여러 전문가들 중에 눈에 띄는 분이 도쿄

대 의대 순환기내과 교수인 이케타니 도시로 교수입니다. 저서인 《아프다면 만성염증 때문입니다》에서 만병의 근원으로 만성염증을 지목했습니다. 저 역시 교수님의 의견에 동의합니다. 저는 이런 만성염증의 특징을 모두 담아 만성염증을 재정의합니다. "만성염증은 인체 조직에 누적된 손상의 총합이다." 이러한 새로운 정의를 바탕으로 만성염증의 성질을 자세히 살펴보겠습니다.

간과 심장의 염증을
몸 밖으로 배출하라!

만약 어떤 사람이 충분한 영양섭취와 휴식 없이 계속해서 달리기와 등산을 반복한다면 이 사람은 어느 날엔가 무릎이나 발목 관절에 통증이 발생하고 걷기가 힘들게 됩니다. 사람은 누구나 무리한 운동을 하게 되면 관절에 어느 정도 손상을 입습니다. 다만, 이것이 해부학적으로 관찰되지 않을 뿐입니다(만성염증). 그런데 모든 사람이 달리기와 등산을 했을 때 관절이 아픈 것은 아닙니다. 충분한 영양섭취와 휴식이 부족한 사람만이 관절 부위에 통증이 발생합니다(급성염증).

무리한 운동을 반복한 이 사람의 관절은 매일매일 조금씩 손상이 누적되고 있었을 것입니다. 저는 이런 상태를 만성염증의 누적이라고 말합니다. 그런데 우리 몸의 입장에서 바라보면 언젠가는 이 손상된 상태(만성염증)를 회복시켜야 하기 때문에 급성염증반응을 통해 조직을 회복하고자 합니다. 그러니까 계속해서 누적된 손상은 만성염증이 되고, 이러한 손상이 임계점을 넘어서면 인체는 손상된 조직을 회복하기 위해서 급성염증반응을 일으킵니다. 다음은 만성염증의 몇 가지 특징입니다.

1. 만성염증은 조직의 기능을 떨어뜨린다.

만성염증이 임계점을 넘어서면 우리의 간은 만성염증을 간에서 덜어내기 위해 눈으로 밀어냅니다. 눈으로 밀려난 만성염증은 결막염이나 눈 충혈 등의 급성염증반응을 일으켜 간의 만성염증을 덜어내게 됩니다.

2. 만성염증은 인체의 서로 연결된 다른 부위로 이동할 수 있다.

1과 같은 현상은 인체의 동일 부위가 아니라 서로 떨어진 부위에서도 발생할 수 있습니다. 혹시 "간이 좋아야 눈이 좋다."는 이야기를 들어본 적 있을까요? 어떤 직장인이 오랜 시간 과로하고 스트레스를 받는다면 이 피로가 간에 누적되어 보이지 않는 손상을 주게 됩니다. 이러한 과정을 우리는 만성염증의 누적 과정으로 봅니다. 이렇게 간에 만성염증이 쌓이면 간 기능이 떨어지고, 아무리 자도 계속 피곤한 만성피로 상태가 됩니다.

3. 만성염증은 급성염증을 통해 배출되며 손상을 회복한다.

사람의 심장은 혀와 손가락으로 연결되어 있습니다. 이렇게 이야기하면 이상하게 들릴 수도 있고, 비과학적이라고 볼 수도 있습니다. 그러나 이 내용을 끝까지 읽고 여러분과 가족의 증상들을 살펴본다면 이러한 인체의 현상을 부정하기는 어려울 거라고 생각합니다.

만약 어떤 사람의 심장에 만성염증이 누적되었다고 생각해 보겠습니다. 심장은 우리 몸에서 생명을 유지하기 위해 굉장히 중요한 기관이잖아요. 그래서 심장의 기능 저하를 방지하기 위해서 우리 몸은 심장의 만성염증을 빠르게 혀나 목, 어깨, 팔꿈치, 손목, 손톱 부위로 보냅니다. 그 결과 심장의 만성염증이 임계점을 넘긴 사람은 혓바늘이 나거나 손톱 옆에 거스러미가 생

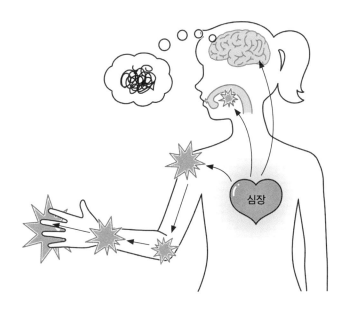

기거나 손목, 팔꿈치가 아프거나 손가락관절이 붓고 아플 수 있습니다. 심한 경우는 불면, 우울, 브레인 포그(brain fog)까지 생길 수 있습니다. 이렇게 팔꿈치나 손목, 손가락, 혀에 급성염증 반응이 발생한다면 심장의 만성염증은 그만큼 줄어들게 됩니다. 급성염증을 통해 만성염증을 배출하는 과정입니다. 그러므로 이 사람은 심장 자체의 큰 질병인 심근경색이나 협심증을 손목 통증, 손가락 통증, 혀의 염증을 통해 예방했다고 말할 수 있습니다.

TIP 만성염증이 쌓이면 나타나는 증상

장부별로 만성염증이 누적되었을 때 인체에 나타나는 증상들을 알려 드립니다. 만성염증인지 알아보려면 아픈 관절만 보던 것을 멈추고, 내 몸 전체를 봐야 합니다.

● **심장의 만성염증:** 두근거림, 걱정, 불면, 혓바늘, 공황장애, 엘보 통증, 손목 통증, 손가락관절염

● **간의 만성염증:** 쉽게 짜증이 나고 화남(화병), 눈 충혈, 편두통, 생리통, 식욕부진, 소화장애, 수족냉증, 치질, 부정기적인 월경

● **신장의 만성염증:** 잔뇨감, 빈뇨, 야간뇨, 방광염, 요통, 허벅지 저림, 종아리 저림, 발바닥 통증, 혈뇨

● **위의 만성염증:** 구취, 구내염, 악관절 통증, 치통, 안면홍조

● **폐의 만성염증:** 잔기침, 야간 기침, 천식, 비염

● **대장의 만성염증:** 잦은 설사와 변비, 혈변, 장염

③

염증을 누적하는 약
VS.
염증을 배출하는 약

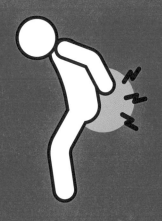

'뼈 주사'로 알려졌던 스테로이드 주사는 강력한 효과 덕분에 과용한 시절이 있었지만, 지금은 부작용 때문에 꼭 필요한 경우에만 사용하고 있습니다. 복용하는 스테로이드는 부작용이 다양합니다. 달덩이처럼 둥그런 얼굴이 되는 문페이스가 있고요. 여드름, 소화불량, 궤양부터 당뇨 악화, 혈압 상승, 백내장, 골다공증, 아이들 성장장애도 있을 수 있어 역시 남용하지 않는 방향으로 인식이 바뀌었습니다. 이제는 소염진통제의 과남용을 막을 차례가 되었습니다. 최신 연구 결과를 함께 보겠습니다.

소염진통제가
연골을 악화시킨다고?

소염진통제는 소염 작용만 하는 게 아니라 급성염증을 차단하고 면역력을 떨어뜨리기도 합니다. 급성염증반응은 회복 반응인데, 왜 회복 반응을 차단하는 것일까요? 급성염증반응을 차단하면 손상이 누적되어 만성염증이 되는데도 말입니다.

또한 소염진통제로 통증을 억제하면 환자는 관절을 무리해서 사용하게 되고, 만성염증이 더욱 누적됩니다. 그런데도 소염진통제의 약효가 떨어진다고 용량을 늘리거나 더욱 강력하게 처방하여 염증반응을 억제하지요. 그 결과 관절 조직뿐만 아니라 인체의 다른 부위에서 발생해야 할 회복 반응(급성염증반응)까지 차단하고, 장기적으로 인체의 여러 조직에 손상을 누적하는 결과(만성염증)를 초래합니다.

이런 주장과 일맥상통한 최신 연구가 있었습니다. "비스테로이드성 소염진통제가 관절염을 악화시킬 수 있다(NSAIDs may worsen arthritis inflammation)."는 제목으로 보도되었습니다. 미국 캘리포니아대학교 의대 영상의학과 요한나 루이첸스(Johanna Luitjens) 교수팀은 소염진통제를 1~4년 동안 복용한 277명의 환자군과 복용하지 않은 793명의 환자군의 무릎 연골 변화를 MRI로 비교했습니다. 그 결과 소염진통제를 꾸준히 복용한 환자군의 연골이 오히려 악화되는 것을 확인했습니다.

따라서 소염진통제가 무릎관절의 염증을 줄이거나 무릎관절염의 진행을 지연시키는 효과가 없으니, 염증을 가라앉히는 목적으로 소염진통제를 복용하는 것은 다시 생각할 필요가 있다고 문제를 제기했습니다. 이후 추가적인 연구가 필요하다며 보고를 마쳤는데요.

만성염증은 누적된 손상의 총합이고, 급성염증은 손상을 회복하는 반응이라고 했습니다. 따라서 이런 반응을 억제하기 위해 사용하는 소염진통제는 만성염증을 더 악화시킬 수 있다는 저의 주장과 일맥상통하는데요. 제가 내린 결론이 캘리포니아 대 의대에서 이어갈 연구의 결과일 확률이 높아졌습니다. 추가 연구에서 증명된다면 관절염뿐만 아니라 만성염증성 질환의 치료에도 크게 기여하게 될 것입니다.

염증 치료 방식의 한계에 부딪히다

의사이자 칼럼니스트인 제임스 르 파누(James Le Fanu)는 《현대의학의 거의 모든 역사》라는 책으로 〈LA타임스〉 도서상을 수상했습니다. 현대의학을 전공하지 않은 분들이 현대의학이 사람을 치료하고 연구하는 관점이 궁금하다면 흥미진진한 책입니다. 책에는 이런 내용이 있습니다.

"1940년대 중반부터 30년간, 임상과학, 신약의 우연한 발견, 혁신적 기술이 인간의 상상력과 끈기, 노고와 어울려 의학을 발전시켰다. 1970년대 말이 되면 이 동력은 소진되고, 지적 공백 상태가 만들어진다. (…) 이런 사건해석은 받아들이기 힘들 수도 있다. 의학적 진보의 무한한 가능성에 대한 믿음이 널리 퍼져 있기 때문이다. 하지만 역사를 관찰해보면 알 수 있듯이 그런 일들은 흔히 일어나는 법이다. 모든 인간의 학문 분야에는 고유한 황금시대가 있지만, 여기에는 창조성과 새로운 아이디어의 저하가 따르기 마련이다."

저자는 서구의 신약 개발 방식이 정말로 '효과를 낳을지'는 두고 보아야 한다면서 획기적인 치료법에 기대하기보다는 의사와 환자와의 관계에 집중하기를 제안했습니다. 소염진통제로 염증을 억제하는 치료 방식이 한계에 부딪혔다는 사실은 현대의학에서도 인정하고 있으며, 새로운 돌파구를 찾는 중입니다.

결국 문제는 치료법

2장에서 언급했던 동경대 의대의 이케타니 도시로 교수는 심장과 혈관을 전문으로 치료하던 내과 교수입니다. 그는 염증이 이동하는 것을 알고 나서 피부 호흡기 질환 환자에게도 큰 도움을 주었습니다. 현대의학의 염증에 대한 인식 수준을 넘어염증의 이동을 주장한 거죠. 그런 이케타니 교수에게도 풀리지 않는 의문이 있었습니다. 저서에서 이렇게 말했습니다.

"기관지 천식을 과거에는 원인은 알 수 없지만, 기도의 수축이 반복되는 병이라고 여겼습니다. 그래서 기관지 확장제를 주로 처방했습니다. 기도를 넓히는 대증요법(병의 원인이 아닌 증세에 대해서만 처치하는 치료법)을 써서 기도를 넓히는 것이 제일 적합한 치료법이었던 셈입니다. 지금은 천식을 기관지에 염증이 지속되는 병이라고 받아들여 치료법도 확연히 바뀌었습니다.

다만 천식으로 사망하는 사람은 감소한 반면에, 환자 수 자체는 늘어났습니다. 원인은 확실하지 않지만 (…) 일본에서는 1995년에 7,000명이 넘던 사망자 수가 2000년에는 5,000명 이하로 줄었고 지금은 약 2,000명으로 현저히 줄었습니다."

이케타니 교수가 사망자는 줄었지만, 환자 수가 늘어난 원인이 확실하지 않다고 표현한 것에 주목할 필요가 있습니다. 생명을 구했지만, 치료되지 않은 사람이 늘고 있었던 것입니다. 염증을 억제하는 방식으로는 치료에 한계가 있기 때문입니다. 신약 개발의 한계에 부딪힌 현대 의학계의 말 못 할 고민이 드러난 것입니다. 비스테로이드성 소염진통제를 장복했더니 사

람은 살렸는데 연골의 퇴행성 변화가 더 빨라졌죠. 치료된 것
이 아니니까요. 만성염증의 정의와 특징을 알고 관점을 바꾸면
치료법이 없는 게 아닙니다.

무너져내린 집을 복구하려면

태풍에 부서진 집을 아픈 관절에 비유해보죠. 비가 오면 물이
새는 집이 있는데, 태풍이 오자 건물 한쪽이 와르르 무너져버
렸습니다. 공사할 일꾼들은 본래 몸 안에 있습니다. 면역력으로
불리기도 하고, '내 안의 의사'라고 불리기도 하죠. 이런 일꾼들
이 노화, 스트레스 등으로 지쳤을 때는 복구 작업이 늦어지기
도 합니다. 이런 상황을 만성염증이라고 볼 수 있는데요.

이렇게 공사를 하노라면 소음과 먼지에 시달리는데 이것을
급성염증이라고 보면 됩니다. 급성염증 때문에 괴로우면 공사
현장 주변에서 민원을 넣을 수도 있겠죠? 민원을 받고 공사중
지 명령을 내리는 게 바로 소염진통제입니다. 소염진통제는 염
증을 가라앉히는 약입니다. 엄밀히 말하면 급성염증에 반응하

는 과정을 차단한다고 말하는 게 맞습니다. 불편하다고 공사를 중지하면 어떻게 될까요? 집은 무너진 채로 복구되지 못합니다. 시간이 갈수록 낡아갑니다.

앞서 충분한 영양섭취와 휴식이 부족한 상태에서 장기간 달리기와 등산을 한 사람을 언급했습니다. 그의 관절이 어느 날 아프고 붓고 붉게 되었다면, 인체는 관절을 회복하기 위해 급성염증반응을 일으킨 것입니다. 그런데 이 사람이 관절에 통증이 있다는 이유로 소염진통제를 계속 먹는다면 어떻게 될까요? 관절의 회복 반응인 급성염증반응이 계속해서 차단됩니다. 회복 반응이 일어나지 못하고 중도에 차단되는 것이죠.

그런데 이 사람은 소염진통제를 복용했기 때문에 관절에 통증이 없어졌습니다. 관절에 휴식을 줘야 하는데, 통증이 없으니까 이전처럼 다시 달리기를 합니다. 이 사람의 관절은 보나마나 더 큰 손상이 쌓이게 될 것입니다. 관절의 만성염증이 더 많이 누적되는 것입니다.

하루는 머리가 하얗게 변한 어르신이 한의원에 찾아오셔서, 며느리의 무릎을 치료해달라고 하셨습니다. 그런데 며느리가 미국에 있어서 대신 왔다며, 영상통화로 처방해드렸는데요.

미국에서 소염진통제만 먹고 있었는데, 소염진통제를 끊고도 통증이 악화되지 않고 잘 치료되었습니다.

적절한 때에 적절한 용량을 쓴다면 소염진통제는 사람에게 참 편리한 약입니다. 중요한 날이거나 꼭 해야 할 일이 있다면, 잠깐이라도 소염진통제를 써서 할 일을 해야 할 것입니다. 그러나 무릎이나 발목의 진정한 회복을 원하는 사람이 오랫동안 소염진통제를 먹는다면 과연 관절이 회복될 수 있을까요? 충분히 휴식을 취하고 영양섭취를 하더라도 소염진통제를 장기간 복용하는 것만으로 관절은 절대 회복될 수 없습니다. 결국 수술하자는 이야기를 듣게 됩니다.

어떻게 치료해야 관절을 회복할 수 있을까?

간, 심장, 비장, 폐, 신장 등 중요한 장기에 만성염증이 누적되면 심각한 질환이 됩니다. 눈에 보이는 눈, 코, 귀, 피부, 항문, 생식기, 사지에 증상이 나타납니다. 예를 들어 과도한 음주나 성생활은 간에 만성염증을 쌓게 되는데요. 관리 가능한 수준을 넘었을 때 치질로 나타날 수 있습니다. 이때 원인이 된 음주나 과도한 성생활, 스트레스 등을 교정하지 않고, 항문만 수술하면 어떻게 될까요? 수술로 증상만 해결하면 간에 또다시 병이 날 수 있습니다. 생활을 바꾸거나 간의 만성염증을 치료하지 않는 다면 말이죠.

인체는 손상된 부위를 스스로 회복하려는 힘이 있습니다. 생체기가 생긴 피부가 특별히 다른 노력을 하지 않더라도 시간이 지나면 살이 차오르고 회복하는 것처럼, 내부 장기에 생긴 만성염증 또한 인체가 스스로 회복하기 위해 노력합니다. 이때 간에 만성염증이 있다면 간경변, 간경화 등의 심각한 질병으로 발전하는 것을 막기 위해 간에 존재하는 만성염증을 눈이나 갑상선, 생식기 등으로 밀어낸다고 했습니다(체내에서의 이동).

그런데 건강한 사람의 몸이라면 눈이 받은 만성염증을 다시 눈물이나 눈꼽 등의 형태로 인체 외부로 내보내려는 성질을 가지고 있습니다(체외로 배출). 또는 눈이 간으로부터 받은 만성염증이 보다 많은 양이라면 눈은 어떤 형태의 급성염증을 일으켜 보다 빠르게 회복하고자 합니다. 이렇게 인체는 만성염증을 몸의 중심에서 먼 곳으로 이동하고 또다시 몸 밖으로 배출시키면서 간에 심각한 질환이 발생하는 것을 스스로 예방합니다.

만약 과로와 스트레스, 무리한 성생활로 치질이 발생한 환자가 이러한 생활습관을 교정하지 않고 치질 수술만으로 증상을 해결한다면 대장에 용종이나 암이 생길 수 있습니다. 혹은 폐에 다른 질환이 발생할 수도 있습니다. 그러니 만성염증을 이해하고 염증을 해결하는 치료법을 택해야 내 몸을 살릴 수 있습니다.

어떤 관절염도
완치될 수 있다

만성염증이 급성염증반응을 통해 조직을 회복하는 과정은 인간이 태어난 이후 매일 일어나지만, 나이가 들수록 회복 속도가 느려집니다. 평소 건강한 상태에서는 급성염증으로 드러나지 않아서 느끼지 못하지만, 느려진 회복 속도는 쉽게 확인할 수 있습니다. 관절이 뻣뻣해지고, 예전과 달리 몸이 무겁고, 아침에 일어날 때 피로감이 쌓이지요.

여성들은 다이어트로 쉽게 알 수 있습니다. 20대에는 체중이 늘어도 하루만 밥 양을 줄이면 원래 체중으로 잘 돌아갔는데,

나이 들수록 굶어도 살이 빠지지 않은 경험을 하게 됩니다. 이 또한 회복 속도의 저하, 만성염증이 누적된 탓입니다. 관절염을 치료하는 법뿐만 아니라 내 몸을 다루는 방법, 심지어 다이어트 방법까지 모두 달라져야 합니다(91쪽 참고).

염증반응을 억제하는 소염진통제의 방식과 달리 만성염증을 치료하는 방법으로 항염증 한약 치료가 있습니다. 관절 보조식품, 보약이 아니라 항염증 한약입니다. 자연에는 관절염에 쓸 수 있는 항염증 약재가 100가지 이상 존재합니다. 항염증 한약은 조직을 재건할 충분한 재료를 공급하고, 급성염증반응의 산물인 열과 부종을 제거합니다. 열과 부종을 제거하면서 관절 조직에 충분한 재료를 공급하면 나이든 사람도 급성염증반응을 무사히 지날 수 있습니다. 이 과정에 통증이 있을 수 있는데, 회복 중에 느끼는 통증은 축복입니다. 회복 과정이 일어나기 때문이지요. 이러한 명현현상은 짧게는 일주일, 길게는 2개월이면 통증이 경감되고 일상생활이 가능해집니다.

항염증 한약을 꼭 써야 하는 환자

소염진통제를 끊고 반드시 항염증 한약으로 치료해야 하는 핵심 증상은 다음과 같습니다.

● 밤이 되면 낮보다 통증이 더 악화된다.
● 아픈 관절 부위에 열감이 있거나 관절이 붓는 증상이 있다.
● 진통제를 3개월 이상 장기 복용했다(1개월간 복용했더라도 하루 2회 혹은 2~3알을 복용한 경우 장기 복용에 준한다).

같은 관절염이라 하더라도 100명의 환자를 진료하면 처방도 100가지입니다. 같은 사람이라도 치료 경과에 따라 처방이 달라집니다. 환자의 체질, 나이, 관절염 증상에 따라 선택되는 약재도 다르고 용량도 달라집니다. 관절염은 모두 같은 것처럼 보이지만 환자도 다르고 증상도 다르므로 처방이 달라져야 합니다.

3개월이면 반드시 낫는다!

여러 가지 치료를 해도 관절염이 좀체 낫지 않았던 분들은 처음에는 반신반의합니다. 내원하셔서 치료 기간이 얼마나 걸리는지 제게 묻곤 하는데요. 만성염증의 특성상 기본적으로 3개월의 치료가 필요하다고 말씀드립니다. 그 이유를 통계로 확인했습니다.

2021년 2월 1일부터 12월 31일까지 1년간 3개월 이상 항염증 한약과 자가치료를 병행한 사례의 개선율을 조사했더니 아주 높은 치료 효과를 확인했습니다. 3개월 이상 치료했던 케이스는 손가락관절염 환자가 98명, 무릎관절염 환자가 62명으로 총 160명이었습니다. 손가락관절염을 3개월 이상 치료한 98명 중 88명이 개선되어서 약 89.8%의 개선율을 보였습니다. 무릎관절염은 3개월 이상 치료한 62명 중 57명이 개선되어서 약 92%의 개선율을 보였습니다. 1년간 관절염의 대표 격인 손가락관절염, 무릎관절염 환자들의 90%를 치료해드린 셈입니다.

여기에 1개월 만에 증상이 호전된 경우는 제외했는데요. 증상은 개선되었더라도 만성염증이 모두 해결된 것은 아니므로

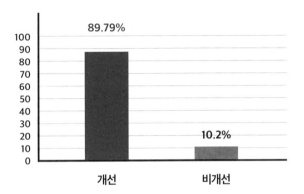

손가락관절염 통증 개선율(%)

89.79%

10.2%

개선　　　　비개선

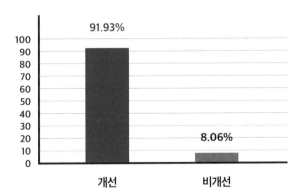

무릎관절염 통증 개선율(%)

91.93%

8.06%

개선　　　　비개선

포함하지 않았습니다. 또 고혈압, 고지혈증 약을 복용하던 분은 포함했지만, 당뇨, 암, 갑상선, 아토피 등 기타 질환을 가지고 있는 경우는 제외했습니다. 이 분들을 모두 포함한다면 개선율이 90% 이상으로 올라가겠죠. 3개월 이상 치료했을 때 관절염뿐만 아니라, 불면, 당뇨, 두드러기, 전립선, 두통, 수족냉증까지 다양한 증상이 함께 호전되었습니다.

나쁜 것만 줄여도 절반은 낫는다

관절염 치료를 방해하는 요인

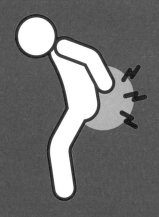

소염제는 크게 스테로이드(부신피질호르몬)와 스테로이드를 제외한 비스테로이드성 소염제로 나뉩니다. 약국에 가서 "소염진통제 주세요."라고 하면 주는 소염진통제가 비스테로이드성 소염제입니다. 우리나라에서는 처방전 없이 약국이나 편의점에서 구입할 수 있는 의약품에 속합니다. 인터넷이 활성화되면서 해외직구로도 구입할 수 있으며, 건강식품을 추천하는 정보들 사이에 섞여 있어서 주의가 필요합니다.

어느 환자의
만병통치약

하루는 지방 읍 소재지에 거주하는 환자가 진찰을 받으셨습니다. 60세를 바라보는 분이었고, 무릎관절염이 있었습니다. 병력과 복용했던 약을 확인해보니 만병통치약을 드시고 있었더군요. 감기에 걸릴 때도, 소화가 안 될 때도, 관절이 아플 때도 이 약만 처방받으면 씻은 듯이 나았다고 했습니다. 약국에서 받아온 약 봉투를 확인해보니 스테로이드와 소화제, 일반 소염진통제의 조합이었고 항상 같은 약을 처방받았습니다.

이제는 스테로이드를 남용하면 안 된다는 인식이 높아졌지만, 아직도 지방 소도시나 일부 지역에서는 이런 사례가 많습니다. 스테로이드가 부득이하게 필요한 경우도 있지만, 견딜 만한 통증이라면 다른 방법으로 치료해야 합니다. 여러분의 약 봉투에는 스테로이드라고 쓰여 있지 않을 것입니다. '부신피질 호르몬'이라고 쓰여 있으면 바로 스테로이드입니다. 잠깐 복용했다면 괜찮지만, 치료 약으로 알고 오랫동안 복용했다면 처방한 원장님께 끊는 방법을 꼭 확인해야 합니다. 당장 끊어도 되는지, 차차 줄여가야 하는지 반드시 확인하기 바랍니다.

미국에 있는 딸이 보내준 기운 나는 영양제

하루는 부모님 댁에 갔는데 어머님께서 하얀 약통을 보여주며 물어보셨습니다. "아들, 이게 뭐야? 같이 모임 하는 엄마가 딸이 미국에서 보내준 영양제인데, 이것만 먹으면 아프지도 않고 기운이 펄펄 난다고 해서 친구들한테 한 통씩 나눠줬거든."

약통에 적힌 성분을 확인해보니 'Ingredient: Nsaids~'라고 쓰여 있었습니다. Nsaid는 Non Steroidal Anti Inflammatory

Drug를 줄여서 부르는 말인데, 비스테로이드성 항염증 약, 즉 소염제를 뜻합니다. 소염진통제 중에서 스테로이드를 제외한 소염제를 통칭합니다. 염증반응을 억제해서 통증을 줄이는 목적으로 사용되는 약물이라 일반적으로 소염진통제라고 부릅니다.

이러한 소염진통제를 기운 나는 영양제로 오인해서 부모님께 보내고, 친구들과 나눠 먹는 현실을 제 눈으로 직접 보고 경악을 금치 못했습니다. 소염진통제는 일상에 깊이 들어와 있습니다. 지금부터라도 약통의 뒷면에 나온 성분을 확인하고 소염진통제를 영양제로 오인하는 일이 없기를 바랍니다. 다음 단어의 뜻을 기억하면 되겠습니다.

Ingredient: 성분

Nsaid: 비스테로이드성 소염제

어지럼증과 두통, 소화불량을 호소하던 환자가 있었습니다. 지인에게 추천받은 소화제를 해외직구로 구입했는데, 소화가 안 될 때마다 드셨더군요. 계속 먹어도 되는지 제게 물어보셨습니다. 1년 남짓 드셨다던 그 소화제의 주성분은 아스피린과 제산제였습니다. 성분을 말했더니 깜짝 놀라셨습니다. 그 소화제를 끊게 하고 어지럼증과 소화불량을 모두 치료했습니다. 이런 사례는 정말 많습니다. 주변의 말을 믿거나 내 몸에 나타난 효과만 믿고 복용하기보다 성분을 확인하는 습관이 필요합니다.

무분별한 보양식

일전에 손가락관절염을 치료하고 좋아진 분으로부터 연락이 왔습니다. 치료하고 잘 지냈는데, 지난 추석에 자녀가 흑염소 제품을 사와서 2개월 동안 복용했더니 손가락이 다시 나빠질 기미가 보인다고요. 몸보신하려고 먹었는데, 손가락이 처음 아플 때와 같은 느낌이라서 걱정된다며, 완치된 후에도 보양식을 주의해서 먹어야 하는지 궁금해하셨습니다.

보양식은 나쁠까요? 건강할 때는 보통의 음식을 먹어도 크게 탈 나지 않듯이 무난한 건강식품은 어느 정도 소화할 수 있습니다. 하지만 건강상태가 나빠지거나 원기가 약해질수록, 몸이 건강식품을 소화할 여력이 작아집니다. 특히 만성염증이 누적된 경험이 있을 때는 무분별한 건강식품을 자제해야 합니다. 흑염소 제품에는 흑염소의 뜨거운 성질을 더욱 자극하는 약재들이 첨가된 경우가 많습니다. 이런 제품들은 법적으로 식품이지만 주의가 필요합니다. 이 환자가 드셨던 흑염소 진액에 들어간 성분은 이렇습니다.

흑염소, 뽕나무잎(상엽), 칡뿌리(갈근), 건조한 감귤껍질(진피), 익모초, 쑥, 감초, 당귀, 천궁, 두충, 가시오가피, 작약, 건지황, 생강, 대추, 계피, 둥글레, 복령

당귀, 천궁, 두충, 가시오가피, 계피가 흑염소를 만나면 몸을 뜨겁게 합니다. 어떤 환자는 이런 약재로 몸에 기운이 나는 것을 느낄 수 있지만 관절의 염증을 조장할 수 있습니다. 염증은 뜨거운 성질이어서 관절염이 악화될 수 있는 것이죠. 이러한 무분별한 보양식은 셀 수 없을 정도로 많아서 다 알려드리긴 어렵습니다만, "건강에 좋다더라."고 하는 식품은 건강할 때

는 크게 탈이 나지 않지만, 아팠던 분들이라면 장복하지 않는 게 안전합니다. 그리고 치료 중에는 여러분의 몸을 잘 이해하고 있는 주치의에게 문의하고 먹기를 추천합니다.

홍삼, 인삼, 녹용을 써서 피로감을 없애고, 신체 기능을 활성화하는 방법은 효과를 빠르게 느낄 수 있지만, 오래 쓸 수는 없습니다. 내 몸의 영양분이 돈이라면, 팍팍 써서 효과를 보는 방법이라서 오래 쓰면 바닥을 보이기 때문입니다. 만성염증 치료는 바닥난 은행 잔고를 채워가는 것과 같아서 시간이 더 필요하고 3개월은 기본으로 생각해야 합니다.

심지어 자녀들이 먹는 성장식품들 중에도 뜨거운 약재들로 구성된 것이 많습니다. 이런 자극은 길어질수록 폐해가 있기 쉽습니다. 건강식품을 무분별하게 복용하는 것을 주의하세요. 아플수록, 잘 낫지 않을수록 내 몸의 상태에 맞는 치료법을 찾아야 합니다.

관절에 좋다는
약재들

아버지께서 동창 모임에 가시면 종종 전화가 옵니다. 아들이 한의사니까 이것을 먹으면 몸에 좋은지 물어봐달라는 부탁 때문인데요. 진찰 없이 맞다, 안 맞다를 말하기 어려워서 난감했습니다. 가장 간단한 기준은 건강하다면 일단 먹어도 됩니다. 하지만 복용 중인 약이 있고, 치료 중인 질환이 있다면 먹지 않는 게 좋습니다. 이 점은 보양식과 같습니다.

유튜브에서 관절에 좋고, 염증에 좋다 하여 복용했다는 분들이 많은데요. 효능만 보지 말고, 금기증(禁忌症, 약이나 치료법이 특정 환자에게 오히려 나쁜 영향이 있어 사용을 금지하는 일)을 확인하면 좋겠습니다. 환자의 몸을 충분히 이해해야 적합한 약재를 선택할 수 있는 게 아쉽지만 사실입니다. 어쩌다 한번 먹는 보양식 정도는 괜찮습니다만, 약처럼 효과 보려고 장복하면 부작용을 겪을 수 있습니다.

대부분 염증에 좋다는 식품이나 약재들 중에서 이뇨제나, 어혈제, 보양제가 많습니다. 이뇨제는 기본적으로 신장이 튼튼할 때 효과적입니다. 이뇨제와 어혈제는 기혈이 충만하지 않을 때는 장복할 수 없습니다. 대부분의 만성염증은 기혈이 부족한 경우가 많거든요. 비교적 젊은 분들이 잘 쉬기만 해도 낫는 이유는 기혈이 충만하기 때문입니다. 그래서 양방 다이어트 약이든, 소염진통제든 잠깐 복용해도 무리가 없는 것이죠.

노화는 나이와 비례하지 않습니다. 노화는 만성염증과 비례합니다. 나이가 많아도 조직에 누적된 손상이 적다면 아프지 않고 행복하게 지낼 수 있습니다. 안타깝게도 만성염증이 누적되었다거나 노화를 느끼고 있다면 약재도 가려 먹어야 합니다.

몸이 아프다면 계피도 조심히

두충, 속단, 닭발, 녹용, 계피는 뜨거운 성질이어서 조심해야 합니다. 일단 추위보다 더위를 타는 분이라든지, 스스로 열이 많다고 느낀다면 관절이 아플 때는 먹지 않는 게 안전합니다. 열성을 소화할 약재들을 조화롭게 배치하여 팀을 만들어야 합니다. 그렇지 않으면 염증을 더 조장할 수 있습니다.

해동피, 유근피와 같은 이뇨약은 주의해서 먹어야 합니다. 이뇨약은 부종을 빼는 약들인데요. 이뇨제는 신장에게 일을 더 시켜서 배출하는 작용이 기본입니다. 신장이 일을 더 하니까 좋은 것 아니냐고 생각할 수 있는데, 그렇지 않습니다. 약해진 신장을 일하라고 자극하면 탈이 나게 되죠. 신장이 약하면 허약 체질이거나 마른 몸, 소변을 자주 보고 무른 변을 자주 볼 수 있는데, 이런 분들은 해동피나 유근피와 같은 약재를 먹을 때 신중해야 합니다.

나이가 많거나 신장 기능이 약한 사람은 소변을 봐도 시원하지 않거나, 자주 본다면 주의해야 합니다. 이미 신장 질환이 있는 분들은 더욱 주의해야 합니다. 해동피는 엄나무, 음나무로 알려져 있는데요, 큼직한 가시가 많아 산에서 캐왔다면 가시를 제거하고 먹는 게 기본입니다.

하루는 관절염이 심한 환자가 방문했는데, 무려 5년 동안 소염진통제를 복용하던 중에 신장 기능이 나빠져 내과 원장이 소염진통제를 끊게 했다고 합니다. 그런데 진찰하다 보니 이 분이 엄나무를 끓여 먹고 있었어요. 정말 안타까운 마음이 들었습니다. 내과 원장이 말릴 정도로 신장 기능이 쇠퇴했다면, 엄나무가 관절에 좋다고 해도 먹으면 안 됩니다. 신장이 나쁜 줄 알면서도 엄나무의 금기증을 몰랐던 것이죠.

어혈약 계통의 약재도 주의하세요. MSM(유황), 보스웰리아와 같은 약재입니다. 막힌 어혈을 뚫고 화를 내려주는 작용으로 무릎에 좋다고 알려져 있습니다. 하지만 생리 양이 많거나 생리를 자주 하는 사람, 입맛이 없고 소화가 오래 걸리는 사람, 밥 먹으면 배 아프고 설사하는 사람, 고령에 힘이 없는 사람, 임산부들은 먹으면 안 됩니다.

인터넷에 만성염증을 치료하고 없애는 방법들이 많은데, 의학, 한의학, 약학 등을 체계적으로 배우지 않은 상태에서는 내 몸에 맞는 것, 맞지 않는 것을 구별하기 어렵습니다. 이런 때는 딱 한 가지만 주의하면 됩니다. 바로 금기증입니다. 오랫동안 아팠고, 여러 질환이 있거나 고령, 허약 체질이라면 효과와 효능에 혹하기보다 내 몸에 맞는지, 먹어도 되는지부터 확인해야 합니다. 방송에서 관절염에 좋다며 효능에 대해 이야기하더라도 꼭 금기증을 확인하기 바랍니다.

다이어트 방법도 달라져야 한다

체중을 줄이면 무릎이 아프지 않습니다. 이 말에 대부분 고개를 끄덕일 텐데요. 이론적으로는 맞는 말이지만, 굶는 다이어트를 했다가 더 아팠다는 분들도 많습니다. 왜 다이어트는 관절염을 악화시킬까요?

관절의 손상을 회복할 재료는 우리가 먹는 음식입니다. 그렇지 않아도 누적된 손상이 많은데, 복구할 재료마저 없다면 아무리 실력 좋은 기술자라도 힘을 쓰지 못합니다. 이뿐만이 아닙니다. 50세 이후에 단식했다가 관절염이 시작된 분들도 적지 않습니다.

무릎이 아프니까 체중을 줄이겠다는 분들이 있는데요. 같은 이유로 내원했던 60대 중반의 여성 환자가 생각납니다. 비만도 만성염증 때문에 생깁니다. 특히 중년 이후라면 더욱 그러한데요. 무릎과 손가락관절염이 있어서 심장과 신장에 만성염증이 있는 것으로 보았습니다. 커피를 마시면 잠을 못 자고, 우울감이 있었습니다. 갑상선저하증 약을 15년째 복용하고 있었는데, 갑상선 약을 끊고 치료를 시작했습니다.

신장의 만성염증이 줄면서 소변이 시원해지고, 무릎의 부종도 줄어 컨디션이 아주 좋아졌다고 합니다. 걷기는 물론이고, 달릴 수 있을 것 같은 자신감까지 생겼습니다. 야식을 자제하고 걷기를 서서히 늘렸습니다. 그랬더니 치료 1개월에 체중이 2kg, 2개월에 6kg이 줄었습니다. 걷기 위해 치료한다는 사실을 기억하고 노력하면 만성염증이 줄면서 관절도 좋아지고 체중도 빠질 수 있습니다.

중년 이후 혹은 젊더라도 평균 이하의 체력을 가지고 있거나 다른 질환을 앓고 있다면 단식이나 다이어트를 하기 전에 만성염증부터 확인하는 게 안전합니다. 또한 적당한 정도의 운동이 필요합니다. 지칠 정도의 운동을 지양하고 장기들을 활성화시키는 수준이면 됩니다. 6장의 5단계 인터벌 운동을 권합니다. 그리고 연령을 고려하여 운동 전후로 스트레칭을 충분히 하면 스포츠 손상이라 부르는 외상을 예방할 수 있습니다. 다이어트 역시 만성염증을 조절하는 관점에서 접근해야 합니다.

쉬지 않는
사람들

커피, 에너지드링크 같은 카페인 음료, 액상과당, 백설탕의 공통점이 무엇일까요? 순간적으로 기운이 생기는 음식들입니다. 아침에 커피를 마셔야 각성된다는 사람부터 피곤해서, 머리를 많이 써서, 졸음을 쫓기 위해 커피, 술, 카페인 음료를 들이붓는 경우까지 다양합니다. 이렇게 에너지를 끌어올리는 것은 만성 염증을 관리하는 차원에서 바람직하지 않습니다.

커피와 술로 몸을 혹사하지 마세요

운전 습관이 안 좋은 사람이 모는 차를 떠올려볼게요. 급가속, 급제동을 반복하고, 핸들을 한 번 잡으면 잘 쉬지도 않습니다. 엔진오일, 냉각수, 타이어를 제대로 교체하지 않으면 차가 빨리 망가질 거예요. 지친 몸을 쉬지 않고 홍삼, 커피, 술, 초콜릿 등을 넣어 더 밀어붙이면 손상이 더욱 누적됩니다. 사람의 몸은 타이어를 교체하듯이 쉽게 회복하진 못하잖아요. 요즘은 커피를 너무 많이 마셔서 40대 초반만 되어도 무릎이 아파 줄넘기를 못 한다는 분들이 있습니다.

젊은 관절염 환자 중에 헬스장 트레이너처럼 몸을 많이 쓰는 분들이 있습니다. 이분들을 치료할 때 치료 과정에서 자주 졸린다는 이야기를 해옵니다. 업무상 에너지를 과하게 사용했던 분들은 누적된 손상을 회복하는 동안 졸음이 자주 오고, 잠을 더 길게 잘 수도 있습니다. 이런 때는 가능하다면 낮잠은 짧게, 밤잠은 충분히 자는 게 좋습니다. 조금이라도 젊었을 때 커피, 홍삼, 녹용에 의지하지 말고 적절한 운동으로 기운을 만드는 게 좋습니다.

노심초사한 적이 있나요?

"요즘 스트레스는 어떤가요?" 진찰할 때 꼭 이런 질문을 합니다. "스트레스를 받지 않는 사람이 있나요?"라는 답을 들을 때가 있습니다. 그렇습니다. 스트레스가 없는 사람은 없겠지요. 이렇게 운을 떼는 이유는 스스로 스트레스라고 생각하지 않지만 노심초사하는 경우도 많기 때문입니다. 예를 들면 많은 어머니들이 자식 사랑으로 애태우더라도 스트레스라고 생각하지 않더군요. 이때는 노심초사한 적이 있었는지를 여쭤보면 많았다고 답할 때가 대부분입니다.

노심초사(勞心焦思)는 몹시 마음을 쓰며 애를 태운다는 뜻입니다. 노심초사는 반드시 몸에 영향을 미칩니다. 손가락을 많이 쓰지 않아도 큰일을 겪은 뒤 손가락이 아프기 시작했다는 분들을 종종 만납니다. 갑상선, 당뇨, 만성 두드러기, 천식을 앓은 분들 중에 큰 스트레스를 겪은 사람이 많아요. 마음을 편히 먹고, 긍정적으로 생각하라는 이야기를 하려는 게 아닙니다. 커피, 홍삼 등으로 몸을 혹사하던 것을 멈추듯 마음에도 휴식 시간을 주면 좋겠습니다. 이런 의미에서 멍때리기는 좋은 방법인데요.

전문적인 멍때리기 방법인 MBSR(Mindfulness Based Stress Reduction program)이라는 스트레스 감소 프로그램을 소개합니다. 바디스캔이라고도 합니다. 처음에는 누운 채 연습을 시작해서 익숙해지면 의자에 앉아서, 산책 중에도 할 수 있습니다. 생각이 많아 잠이 오지 않을 때, 생각한다고 뾰족한 수가 있지도 않은데 마음만 태울 때 시도하면 좋겠습니다. 저는 효과를 많이 보았거든요.

관절염, 목디스크, 허리디스크 때문에 하루라도 빨리 통증을 가라앉히고 싶을 때도 도움이 됩니다. 미국에서는 일부 암 환자들이 모르핀(마약성 진통제) 없이도 통증을 낮췄다는 보고도 있습니다. 초보자도 하기 쉽도록 제가 업그레이드한 방법을 소개하니, 참고하기 바랍니다. 더불어 스마트폰을 실행해서 다음 페이지 하단의 QR코드를 스캔하면 바디스캔 영상을 볼 수 있습니다. 2분 45초부터 나오는 바디스캔 체험 구간을 반복해서 따라 하세요. 11분 정도 소요되므로, 편안한 시간을 확보해서 끝까지 체험해보기를 바랍니다. 습관을 들이기 위해 매일 1회씩 3주간 반복하는 게 중요합니다. 100일을 매일 반복하면 습관이 됩니다.

❶ 바닥에 매트를 깔거나 침대에 눕습니다. 차가운 바닥은 피합니다. 눈은 편안하게 감고 양손은 자연스럽게 몸 옆에 내려놓습니다.

❷ 호흡을 편안하게 마시고 내쉽니다. 들숨과 날숨에 주의를 기울여봅니다. 배를 내밀고 배를 당기면서 복식호흡을 하지 않습니다. 편안하게 호흡을 관찰합니다.

❸ 몸이 바닥이 닿는 곳에 주의를 기울입니다. 닿은 부위의 면적, 촉감, 온도, 관절과 근육의 긴장을 관찰합니다. 발뒤꿈치, 발목, 복숭아뼈, 허벅지 뒤쪽 등 아래에서 위로 차근차근 감각을 느껴봅니다.

❹ 다른 생각에 빠지더라도 다시 바디스캔에 집중합니다. 손가락, 손목, 팔꿈치, 등 위쪽으로 주의를 이동해 머리 꼭대기까지 감각을 느낍니다.

❺ 천천히 일어나 바닥에 양반다리 하고 앉아 내 몸을 살펴봅니다. 바디스캔을 하기 전후의 변화를 느낍니다.

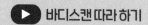 바디스캔 따라 하기

지금까지 만성염증이 누적되는 요인들을 살펴보았습니다. 모르고 지나칠 수도 있는 부분, 당연하다 생각할 수 있는 점들도 다시 짚어보았습니다. 나쁜 것만 줄여도 절반은 낫습니다. 바디스캔을 병행하면 더 좋아질 수 있습니다. 한 가지씩 실천하다 보면 변화를 느낄 것입니다.

3개월간 3가지만
실천하면 싹 낫는다

관절염 호전 요인

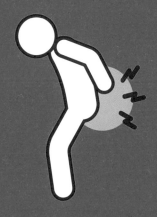

4장에서 관절염 치료를 방해하는 요인들을 보았다면 여기서는 치료 효과를 올리는 방법들을 만나게 됩니다. 다소 충격적인 이야기일 수 있습니다. 주먹을 쥐고 아픈 부위를 자주 때려주면 통증이 줄어듭니다. 수술 날짜를 기다리는 분들도 때리고, 골다공증이 있어도 때려보세요. 급성염증반응 뒤에 회복 과정이 따라온다는 사실은 이미 과학적으로도 입증되었습니다. 이제 몸소 실천해서 확인하면 됩니다.

'타타타' 때리면 낫는다

우리는 아프면 아픈 부위를 막 때렸습니다. 어깨가 아프면 본능적으로 어깨를 때리고, 무릎이 아프면 무릎을 콩콩콩 때렸습니다. 때리면 혈액순환이 좋아지고 염증반응도 활성화됩니다. 이게 진짜 치료입니다. 골절이 아니라면 때리세요. 때리면 손상 부위로 혈액이 공급됩니다. 아플 정도로 때리면 더 잘 낫기도 합니다. 염증반응이 활성화할수록, 즉 급성염증반응이 일어날수록 회복도 빨라집니다. 때리면 낫습니다.

골다공증인데 때려도 되냐고 묻습니다. 골다공증이 있어도 때리세요. 스스로 주먹을 쥐고 때리거나 손가락이 아파서 주먹을 쥐기 힘든 분들은 주먹 크기의 고무, 나무로 된 물건으로 때리면 됩니다. 돌이나 금속으로 된 물건은 피하세요. 예를 들어 퇴행성 무릎관절염 환자나 골다공증 환자는 무릎뼈가 부서지길 바라면서 때려도 부서지기 힘듭니다. 견딜 수 있는 만큼 때리면 됩니다.

염증반응을 억제하는 소염진통제를 끊고 때리기만 해도 나았다는 분들의 증언이 많습니다. 심지어 멍들 정도로 때렸는데, 통증이 줄었다는 분도 있습니다. 그래도 걱정된다면 이렇게 해보세요. 때리기 전에 온찜질을 한 다음 타타타 때리면 됩니다. 때렸더니 너무 아프다는 분들이 있습니다. 어떤 날은 열심히 두드리다가 염증반응을 감당하기 어려울 수 있습니다. 통증이 심하고, 열이 많이 난다면 냉찜질로 가라앉혀보세요.

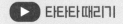 타타타 때리기

TIP **타타타 이전에 온찜질**

준비물: 작은 수건 1개, 큰 수건 1개, 전자레인지용 찜질 팩

❶ 작은 수건을 물에 적셔서 물을 짠 다음 전자레인지에 넣고 돌립니다. 김이 나기 시작하면 데우기를 멈춥니다.
❷ 전자레인지용 찜질 팩을 제품에 안내된 적정 시간 동안 데웁니다.
❸ 데운 작은 수건을 아픈 부위에 놓고 전자레인지용 찜질 팩을 그 위에 올리고, 전체를 큰 수건으로 감싸줍니다.

주의사항: 전자레인지에서 꺼낸 뜨거운 수건과 찜질 팩에 데이지 않도록 주의합니다.

온찜질로 굳은 관절을 이완한 다음 때려주면 더 효과적이고 안전합니다. 아픈 부위뿐만 아니라 주변 근육을 폼롤러 등 여러 가지 마사지 기구를 이용해서 자극해주면 더 효과적입니다.

TIP **타타타 이후에 냉찜질**

준비물: 비닐봉지 2개, 얼음 10개, 물 한 컵

❶ 한 봉지에 얼음을 담고 봉지를 묶습니다.

❷ 다른 봉지에는 바닥에 약간 찰랑거릴 정도로 물을 담습니다.

❸ 물 담은 봉지에 얼음 담은 봉지를 넣은 뒤 내용물이 빠지지 않도록 잘 묶습니다.

❹ 아픈 부위에 올려줍니다. 냉기가 염증 부위에 접촉되어서 과한 열기를 흡수합니다. 때려서 아프든, 운동을 많이 해서 아프든 많이 아픈 날은 이렇게 진정시키면 됩니다.

관절 주변을 때리는 방법이 관절염 치료에 좋다는 사실은 저만 이야기한 게 아닙니다. 황윤권 정형외과 전문의 역시 《내 몸 아프지 않은 습관》이라는 책에서 아픈 부위를 때리라고 했습니다. 이렇듯 타타타 때리기는 관절을 부드럽게 해주고, 정체된 염증반응 단계에서 회복 반응으로 넘어갈 수 있도록 돕습니다. 혈액의 공급을 늘려주기 때문에 효과를 보는 것이지요.

타타타 때리기는 소염진통제를 끊고 하는 게 좋습니다. 급성 염증을 활성화해서 만성염증의 통로를 열어주는 과정을 소염진통제가 억제한다면, 때린 보람이 줄어들기 때문입니다. 타타타 때리기를 통해 약을 끊고 통증에서 편안해지기를 바랍니다.

3개월이면 관절염이 사라지는 3가지 약재

우슬, 홍화씨, 쥐눈이콩으로 관절염을 다스리는 방법입니다. 이 내용을 소개한 유튜브 영상은 100만이 훌쩍 넘는 조회 수를 기록했고, 댓글을 보면 효과를 본 분들이 상당히 많습니다. 여기서 소개하는 3가지 한약재는 함께 복용할 때 시너지 효과를 발휘합니다. 특히 관절염, 퇴행성 관절염, 골다골증에 좋습니다. 이 약재들의 조합이 뼈의 세포분열을 촉진하는 골아세포가 빠르게 분화하도록 도와서 뼈의 조직이 단단해지고 풍부해집니다. 쉽게 이야기하면 뼈에 영양이 충분해지는 것입니다.

연골은 뼈로부터 영양분을 받아서 성장합니다. 6주에서 3개월 정도 먹으면 연골과 뻑뻑했던 관절이 부드러워집니다. 그러면서 통증도 서서히 사라지게 되죠. 쥐눈이콩, 홍화씨를 계속 먹으면, 고지혈증, 동맥경화, 심근경색, 고혈압에도 좋습니다. 특히 쥐눈이콩은 항암효과가 뛰어납니다. 시장이나 인터넷을 통해 구입해서 제환소에 맡겨 환으로 먹으면 가장 편합니다. 제가 유튜브에서 이 영상을 소개한 뒤로 환으로 만들어 판매하는 곳들이 생겨났는데요. 검색창에 '우슬, 홍화씨, 쥐눈이콩'을 입력하면 판매처들이 나오니 구입해서 먹으면 편리하겠죠.

본래는 무릎이 아픈 분들을 위해 만들었지만 다른 관절염에도 효과가 있습니다. 가벼운 손가락관절염에 효과를 본 분도 있습니다. 어느 날 내원하셨던 환자도 무릎 때문에 먹었는데, 무릎은 아직 효과를 보지 못했지만 손가락관절염이 좋아져서 더 전문적으로 치료받고 싶어 찾아왔다고 했습니다. 나이가 들면 누구나 쑤시고 욱신욱신한 통증이 있기 마련입니다. 이때는 3가지 약재를 며칠간 열심히 먹으면 좋아집니다. 병원에 갈 필요도, 약국에서 진통제를 살 일도 없어질 것입니다. 복용하는 방법과 주의사항을 설명하겠습니다.

먼저 쥐눈이콩, 우슬, 홍화씨를 구입합니다. 온라인이나 약재가 많은 시장, 대표적으로 서울 경동시장의 약재상이나 한약방 등에서 구입합니다. 보통 약재를 1kg씩 사서 총 3kg을 환으로 만들어 먹습니다. 제환소에서 약재를 첨가하도록 추천한다고 들었습니다. 되도록 넣지 않기를 권합니다. 따뜻한 성질의 약재를 장복하면 부작용이 있거든요. 여기서 소개하는 비교적 안전한 레시피대로 복용하기 바랍니다. 보통 제환소에서 약재를 다루는 법을 알고 있지만, 모른다면 간단히 설명해주세요.

❶ 쥐눈이콩, 홍화씨, 우슬은 1:1:1 비율로 준비합니다.

❷ 쥐눈이콩은 볶고, 홍화씨는 볶아서 기름을 짜내고, 우슬은 가루로 만듭니다.

❸ 제환소에 맡겨 환으로 만듭니다. 서늘한 곳에 보관합니다.

❹ 한 번에 3~4g씩 하루에 4~5회 먹습니다. 무게를 매번 측정할 수 없다면 어른 밥숟가락으로 반 스푼 먹으면 됩니다. 단, 공복에 먹습니다. 소화가 안 되면 먹는 횟수와 양을 줄입니다.

환으로 먹는 게 만성염증에는 가장 효과적이지만, 끓여 먹는 방법도 있습니다. 치료 효과, 흡수 속도에 따라 효과에 차이가 있을 수 있습니다.

❶ 쥐눈이콩, 홍화씨, 우슬은 1:1:1 비율로 준비합니다.

❷ 주전자에 쥐눈이콩은 볶아서, 홍화씨와 우슬은 원 상태로 각각 3~4g씩 넣습니다. 적당히 물을 넣고 끓입니다.

❸ 처음에는 강불에 끓이다가 펄펄 끓기 시작하고 15분 뒤 약불에 2시간을 뭉근하게 끓입니다. 하루 분량이 나옵니다. 약재를 각각 21~28g씩 넣고 일주일 분량을 한꺼번에 끓여서 냉장고에 보관했다가 꺼내 먹으면 편합니다.

❹ 하루에 500mL씩 데워 마십니다.

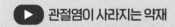 관절염이 사라지는 약재

내 몸에 맞게 복용하기

평소 변비와 소화불량이 있다면 1개월 정도만 먼저 먹어보고, 더 불편해지지 않으면 꾸준히 먹어도 괜찮습니다. 소화불량이 심하면 쥐눈이콩을 빼고 2가지 약재로만 환을 만들고 쥐눈이콩은 볶아서 먹거나 밥을 지어 먹습니다. 임신 중이거나 수유 중일 때는 먹으면 안 됩니다. 또한 소염진통제를 끊고 스테로이드 주사는 맞지 않으면서 먹어야 효과가 있습니다. 소염진통제는 염증반응을 억제하고, 3가지 약재는 염증반응을 돕기 때문입니다. 통증이 가라앉으면 서서히 복용 횟수를 줄입니다. 어느 날 갑자기 통증이 생기면 1~2주 정도 열심히 챙겨 먹습니다.

모든 관절염이 3가지 약재만으로 호전되면 좋겠지만, 한계가 있는 것은 사실입니다. 관절에 열감, 부종, 찌르는 듯한 통증, 밤에 더 아픈 통증, 장기간 반복적으로 소염진통제를 복용했다면 치료적 개입이 필요합니다.

움직여야 낫는다:
만성염증 배출 방법

다쳤거나 수술한 부위가 아물기를 기다리는 경우처럼 특별할 때가 아니라면 움직여야 낫습니다. 특히 낫지 않는 관절염은 만성염증이 원인일 때가 많은데, 만성염증은 움직여야 줄어듭니다. 타타타 때리기는 외부를 자극해서 만성염증을 배출하는 방법이고, 3가지 약재는 내부를 자극해서 만성염증을 배출하는 방법입니다. 운동은 안팎에서 동시에 만성염증을 배출하는 방법입니다.

걷지 않으면 결국 걷지 못하게 됩니다. 쉬어도 낫지 않을 정도로 만성염증이 누적되었을 때는 기다린다고 저절로 해소되지 않습니다. 이때는 어떻게 하면 다시 움직일 수 있을지 고민해야 합니다. 점점 잘 움직일 수 있게 되면 회복도 점점 빨라집니다. 움직일수록 만성염증이 잘 배출되기 때문이죠. 이 단계에 이르게 되면 앞서 말씀드린 3가지 약재를 꾸준히 먹으면서 운동을 병행하면 됩니다.

운동 이야기를 하자면 떠오르는 사례가 있습니다. 50대 여성분이 내원하셨는데, 고관절이 아파서 바지를 입기 힘든 정도였습니다. 4개월간 치료했을 즈음 바지는 입을 수 있게 되었는데,

---

TIP 관절의 움직임을 개선하는 운동

❶ 손가락, 손목, 팔꿈치, 어깨, 목, 턱, 고관절, 무릎, 발목, 발가락 등 아파서 움직임에 제한이 있던 관절을 천천히 움직여봅니다.

❷ 관절이 움직일 수 있는 한계를 확인하듯이 관절을 천천히 움직입니다.

❸ 통증 없이 움직일 수 있는 최대 각도까지 움직였다 돌아오기를 반복합니다. 반복하다 보면 서서히 각도가 커집니다.

아프기 전만큼 자유로이 움직이기는 어렵다면서 하소연했습니다. 제 답은 간단했습니다. "움직이세요!" 움직이지 않은 기간이 길수록, 대개 회복 기간도 길어집니다. 움직이려는 노력이 필요합니다.

갱년기 이후에 허벅지의 근육량이 평균 15%가 줄어든다는 보고가 있습니다. 60대에는 아파서 병원에 몇 달만 누워있어도 근력이 확연히 줄어듭니다. 그동안 아팠던 경험이 적었던 분들은 마음까지 울적해지기도 합니다. 늦지 않았습니다. 만성적인 퇴행성 관절염이 되기 전에 꾸준히 운동한다면 울적한 마음도 줄고, 통증도 줄일 수 있습니다. 희망을 잃지 마세요!

손상된 관절을
회복하는 재료

우리가 먹는 음식이 우리 몸을 이룹니다. 음식의 영양분이 곧 손상된 관절 조직을 회복하는 재료입니다. 억지로 많이 먹을 수는 없으므로 식사량이 적은 분들은 적게 먹는 대신 양질의 음식을 먹으면 됩니다. 예를 들어 정상적인 식사 대신 빵, 라면으로 대충 때우면 안 된다는 말이죠. 집 짓는 것에 비유하자면 불량 자재로 부실공사를 하는 셈입니다. 관절 여기저기가 아픈 분들은 음식에 대해 많이 질문하는데요. 가장 중요하면서도 기본적인 사항을 정리하면 다음과 같습니다.

● 평소 소화가 안 되는 음식, 첨가물이 많이 든 음식은 줄입니다.

● 일부러 많이 먹을 필요는 없습니다. 소화량에 맞게 먹으면 됩니다.

● 식사는 규칙적으로 먹는 게 좋습니다. 급식, 과식, 야식, 간식은 되도록 피합니다.

● 일주일에 한 번은 소량이라도 육류를 먹어야 합니다.

● 육식을 즐긴다면 버섯과 쌈 채소를 함께 먹는 것이 좋습니다.

관절염 치료를 위해 가장 기본적이고 효과적인 방법들을 살펴보았습니다. 6장에서는 관절염을 치유하는 운동법을 세세하게 살펴보겠습니다.

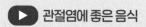

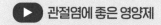

⑥

하루 5분이면 자유롭게 걸을 수 있다!

단계별 무릎 강화 운동법

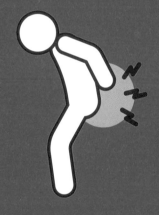

기계에 아무리 좋은 오일을 발라도 사용하지 않으면 굳습니다. '퇴행성'이라는 말은 손상된 부위의 회복이 느려졌다는 뜻을 담고 있습니다. 이때는 운동을 해야 합니다. 0~5단계 운동법은 운동이 익숙하지 않은 분들을 위한 훈련입니다. 통증으로 운동하기 어려울 때는 아픈 부위, 굳은 관절 주변을 때려주는 방법을 시작으로 스트레칭을 꾸준히 하면서, 운동 단계를 천천히 올려가면 됩니다. 아무리 좋은 약도 운동을 대신할 수 없다는 점을 꼭 기억하세요.

0단계: 앞차기, 뒤차기, 옆차기, 까치발 서기

아파서 걷기도 힘든가요? 누워 있은 지 오래되고, 집안에서만 겨우 걸을 수 있을 때는 0단계부터 시작해보세요. 지금은 겨우 걷지만 빨리 걸을 수 있게 될 것이고, 지금 걸을 수 있다면 천천히 달릴 수 있다는 희망으로 시작해보세요.

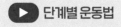

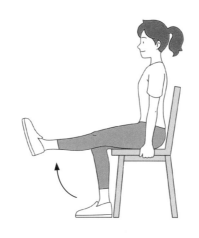

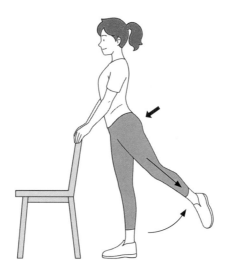

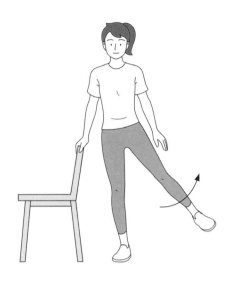

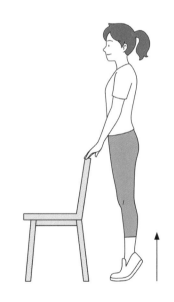

❶ 의자에 앉아 한쪽 다리를 천천히 올렸다가 내립니다. 20회 반복합니다. 반대쪽도 실시합니다.

❷ 의자 뒤쪽을 잡고 서서 한쪽 다리를 뒤로 들어 올립니다. 다리는 쭉 편 채 엉덩이에 힘이 들어가는 느낌이 들어야 합니다. 20회 반복합니다. 반대쪽도 실시합니다.

❸ 의자를 잡고 서서 한쪽 다리를 옆으로 들어 올립니다. 서기 힘들면 옆으로 누워서 한쪽 다리를 위로 들어 올립니다. 20회 반복합니다. 반대쪽도 실시합니다.

❹ 의자 뒤쪽을 잡고 까치발로 서서 발뒤꿈치를 천천히 들었다 내립니다. 30회 반복합니다. 거뜬히 할 수 있으면 다음 단계로 넘어갑니다.

TIP 힘들어야 힘이 붙는다!

치료 경과를 확인할 때 환자가 어떤 운동을 하는지 체크해보면 0단계만 계속 하는 분들이 있는데요. 이 운동만으로 다리에 힘을 키우기는 어렵습니다. 1kg짜리 아령을 1,000번 들어 올린다고, 2kg짜리 아령을 100번 들어 올리는 힘이 생기진 않습니다. 힘들어야 힘이 붙습니다. 0단계가 수월해지면 1단계로 넘어가세요.

1단계:
미니 스쿼트

0단계에서 연습했던 허벅지 앞 근육과 다리 뒤 근육을 더욱 강화하고, 따로 사용하던 관절을 동시에 사용하는 효과가 있습니다. 걷기를 준비하는 과정입니다.

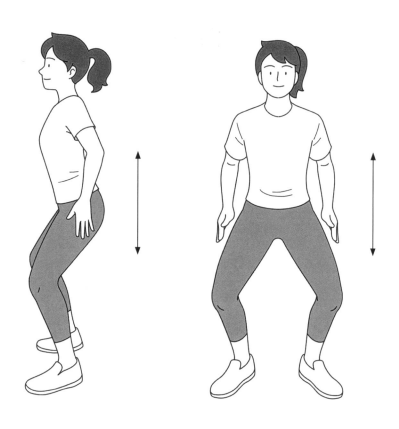

❶ 양다리는 어깨너비로 벌리고, 발끝을 45도 밖으로 향하도록 벌립니다.

❷ 고관절, 무릎, 발목을 동시에 가볍게 굽혔다가 일어나는 동작을 반복합니다. 일반 스쿼트와 달리 무릎을 조금만 굽힙니다.

❸ 관절들을 굽히면서 앉을 때, 무게중심을 유지하기 위해 엉덩이를 뒤로 살짝 내밉니다.

❹ 일어설 때는 발뒤꿈치에 체중을 실은 채 천천히 일어납니다. 엉덩이 근육, 항문 주변에 힘이 들어갑니다.

❺ 꾸준히 반복하면서 횟수를 늘려봅니다. 10회씩 5세트를 할 수 있으면 2단계로 넘어갑니다.

TIP 처음에는 무릎 보호대를 착용하고 시작해요

1단계를 처음 할 때는 1개도 겨우 할 수 있는데 괜찮습니다. 반복하면 늘어납니다. 1단계가 잘 안 되면 0단계를 병행하세요. 그리고 발목에 모래주머니를 채워서 힘이 더 붙도록 단련하면 좋습니다.

미니 스쿼트를 하고 나서 ASIS(Anterior Superior Iliac Spine, 전상장골극) 주변 근육(붉은색 부분)과 허벅지 앞쪽을 주먹으로 쾅쾅쾅 때립니다. ASIS는 허리띠 라인 바로 밑, 배 옆에 볼록 튀어나온 뼈를 가리킵니다. ASIS 주변 근육을 자극하면 긴장된 근육에 혈액이 공급됩니다.

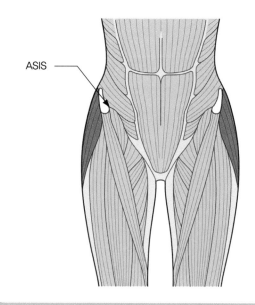

2단계:
제대로 걷기

허리나 무릎이 아픈 지 오래된 분들을 위한 운동입니다. 걷는 데만 급급해서 발을 앞으로 내딛기 바쁜 분들이 있는데요. 그런 습관을 바꾸지 못하면 제대로 걸을 수 없습니다. 발목, 무릎, 고관절의 움직임을 느끼면서 천천히 연습합니다. 핵심은 앞발을 내미는 것보다 뒷발로 확실하게 밀어주는 것입니다.

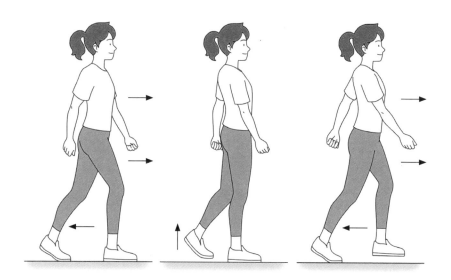

❶ 평지에서 오른쪽 다리를 들어 앞발을 내딛습니다. 발이 땅에 닿기 전까지 뒷발은 체중을 충분히 지탱합니다.

❷ 앞발이 땅에 닿은 뒤 뒷발의 발가락을 땅에서 떼면 체중이 앞발에 실립니다. 이때 뒷다리의 힘을 뺍니다. 뒷발은 완전히 땅에서 떼고 발목을 이완합니다.

❸ 뒷다리의 무릎을 최대한 주욱 펴면서 밀어줍니다. 발목, 무릎에 힘이 빠지는지 느껴봅니다.

❹ 발은 멀리 디디려고 애쓰는 게 아니라 자연스럽게 앞에 내려놓는 느낌입니다.

❺ 0, 1단계도 함께 반복합니다. 산책하듯이 천천히 30분 정도 걸을 수 있게 되면 3단계로 넘어갑니다.

TIP 걷기 힘든 사람을 위한 특별훈련

제대로 걷기가 힘들다면 섬세한 연습이 필요합니다. 발의 움직임을 느끼는 것부터 시작해보세요. 집 안에서 맨발이나 양말을 신고 익숙해질 때까지 천천히 연습합니다. 이 훈련과 더불어 189쪽에서 골반의 움직임을 살리는 훈련을 함께하면 더욱 좋습니다.

❶ 주먹으로 발바닥을 때리거나 골프공, 테니스공을 바닥에 놓고 밟아줍니다. 발가락관절을 주무르거나 가볍게 당겨주고, 발가락의 부드러운 바닥 쪽을 손으로 꾹꾹 눌러서 감각을 활성화합니다. 무릎 보호대를 착용해도 좋습니다.

❷ 오른발을 앞으로 내디딜 때 발뒤꿈치가 바닥에 닿고 발바닥을 지나 발가락으로 이동하는 것을 느낍니다. 발바닥의 바깥쪽에서 엄지발가락 순으로 바닥에 닿습니다. 무릎을 살짝 굽힌 상태로 발을 내려놓습니다.

❸ 발뒤꿈치부터 발가락으로 체중이 옮겨지는 동안 왼발이 앞발이 됩니다. 오른쪽 발가락을 바닥에서 떼는 순간 발목에 힘이 빠지는지 확인합니다.

3단계:
스프링 운동

스프링 운동은 관절염 치료에서 매우 중요합니다. 5년 뒤 관절의 건강 상태를 예측할 수 있기 때문입니다. 관절염 환자들은 대부분 3단계를 못 합니다. 허리 아래쪽 관절이 오랫동안 아팠다면 특히 그렇습니다. 3단계를 해낸다면 5년 뒤 관절의 상태가 지금보다 훨씬 건강해질 것입니다. 더운 여름이나 추운 겨울, 날씨와 상관없이 집에서 자주 해보세요.

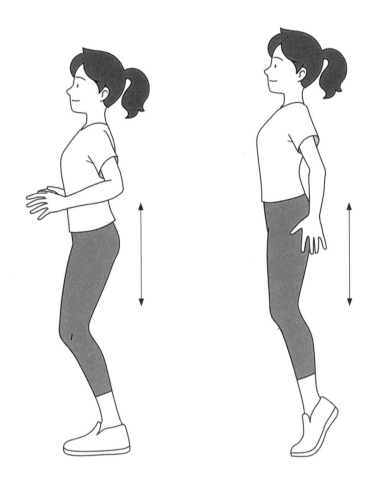

❶ 고관절, 무릎, 발목, 발바닥을 이용해 온몸을 스프링처럼 동시에 굽혔다 펴기를 반복합니다. 양팔은 앞뒤로 가볍게 흔들면서 마치 트램펄린에서 뛰듯이 신나게 합니다.

❷ 처음에는 발을 떼지 않고 한 번 뛰는 것부터 시작합니다. 바닥에서 발을 떼도 무릎에 충격이 가지 않는지 확인합니다. 높이 뛰지 않습니다. 무릎 보호대를 착용하거나 운동화를 신고 요가 매트 위에서 해도 좋습니다.

❸ 힘이 길러지면 뛰어도 아프지 않습니다. 1분 동안 반복한 뒤 무릎, 허벅지를 1분간 주먹으로 때립니다.

❹ ❶~❸을 5분간 거뜬히 할 수 있게 되면 4단계를 시도합니다.

TIP **스프링 운동이 어렵다면 골반부터 풀어주세요!**

절뚝거리며 걷더라도 골반의 움직임이 괜찮은 사람은 스프링 운동을 하고 스스로 놀라기도 합니다. 두 발로 가볍게 뛰기 때문에 생각보다 무릎에 가는 부담이 분산되어 걷기가 어려워도 가능했던 것입니다. 반대로 잘 걷지만 스프링 운동을 못 하는 분들이 있습니다. 스프링 운동이 어렵다면 대부분 골반이 둔해서 움직이지 못하는 분들입니다. 스프링 운동이 잘 안 되면 189쪽에서 골반 운동을 통해 골반을 더 유연하게 만드는 연습을 하세요.

4단계:
2배속 걷기

산책하는 속도로 걷는다면 걷지 않는 것보다는 좋겠지만 이미 쌓인 만성염증을 줄이기에 부족합니다. 2배속 걷기는 2단계의 '제대로 걷기'와 방식은 같지만, 같은 시간 동안 걷는 횟수를 늘리고 빠르게 걷는 것입니다. 빨리 걸으려다 보폭을 넓히면 안 됩니다. 운동을 안 한 지 오래되었거나 겨우 걷는 분들은 조금 더 많이 걷거나 빨리 걸을 수 있는지 일주일마다 확인하면서 걷는 횟수를 늘리고 속도를 올려보세요. 허리 아래 관절에 통증이 없거나 비교적 젊은 분들은 4단계부터 시도하세요.

속도를 빠르게!

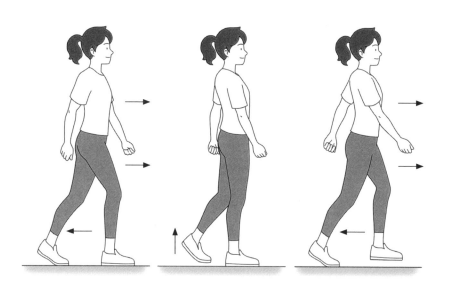

❶ 평지에서 오른쪽 다리를 들어 앞발을 내딛습니다. 발이 땅에 닿기 전까지 뒷발은 체중을 충분히 지탱합니다.

❷ 앞발이 땅에 닿은 뒤 뒷발의 발가락을 땅에서 떼면 체중이 앞발에 실립니다. 이 순간 뒷다리의 힘을 뺍니다. 뒷발은 완전히 땅에서 떼고 발목을 이완합니다.

❸ 뒷다리의 무릎을 최대한 주욱 펴면서 밀어줍니다. 발목, 무릎에 힘이 빠지는지 느껴봅니다.

❹ 발은 멀리 디디려고 애쓰는 게 아니라 자연스럽게 앞에 내려놓는 느낌입니다.

❺ 매일 7,000보 이내로 걷습니다. 30분간 2배속 걷기가 가능해지면 걷는 시간을 늘리지 말고 속도를 올려봅니다. 걷는 시간은 총 40분을 넘기지 않습니다. 2배속 걷기가 가능해지면 5단계로 넘어갑니다.

5단계:
인터벌 운동

만성염증을 배출하는 최고의 운동법입니다. 그러나 무릎이나 허리가 아프면 0단계부터 차근차근 밟아나가야 합니다. 인터벌 운동의 기본적인 방법은 2배속 걷기와 가볍게 달리기를 반복하는 것입니다. 따라서 숨이 가쁠 정도로 심박 수를 높였다가 낮추기를 반복하는 운동이면 모두 가능합니다. 줄넘기, 수영, 등산, 필라테스 등으로 대신해도 좋습니다.

❶ 2배속 걷기와 가볍게 달리기를 반복합니다. 걷기와 달리기는 1:1 혹은 1:2 비율로 합니다. 가령 1분 걷고 1분 달리거나 1분 걷고 2분 달립니다. 달리는 비중을 서서히 늘려가되 달리기를 한 번에 3분 이상 하지 않습니다.

❷ 가볍게 달리는 속도는 전력 질주가 아닙니다. 시속 12km 이하로 달려야 합니다. 체력장으로 비유하자면 100m 달리기가 아니고, 오래달리기를 할 때 가장 늦게 들어오는 친구들의 속도보다 느려야 합니다. 2배속 걷기보다 조금 더 빠른 느낌으로 달리면 됩니다.

❸ 거리는 중요하지 않습니다. 20~30분간 쉬지 않고 해내는 것을 목표로 합니다. 익숙해지면 속도를 올립니다.

심장이 강력하게 뛰면 몸속 장기 깊숙한 곳까지 혈액을 보냅니다. 이렇게 혈액을 보내면 곳곳에 쌓여 있던 만성염증이 배출되기 시작합니다. 이렇게 오장육부의 만성염증을 제거하면 통증이 사라지게 되고, 당뇨와 고혈압의 위험도 줄고, 덤으로 체중도 감량되죠. 실제로 인터벌 트레이닝을 통해 70% 이상의 참가자들이 혈압이 정상 범위로 돌아왔다는 연구 결과도 있습니다.

7

부위별로 관절염을
치료하겠습니다

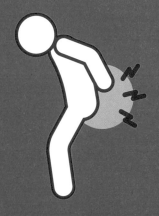

쨍그랑! 마트에서 유리 깨지는 소리가 들리고 순간 정적이 흘렀습니다. 매대 사이를 달리던 서너 살 된 여자아이가 매대에 부딪히면서 유리잔이 바닥에 떨어진 것입니다. 다행히 아이는 다치지 않았는데, 아이 아빠가 말하더군요. "이럴 줄 알았어!" 어떤 일이 일어날 기미나 분위기를 가리켜 '징조'라고 부르는데요. 손가락의 통증도 뛰어다니던 아이와 같은 징조입니다. 손가락은 우리에게 어떤 일이 일어난다고 말하려던 것일까요?

손가락관절,
팔꿈치관절

"조금만 더 일찍 알았으면 좋았을 텐데요."

손가락관절염과 두드러기 때문에 내원했던 50대 중반의 환자가 말했습니다. 이 환자의 증상은 갱년기 이후에 시작되었는데요. 양손에 3개의 손가락 마디가 툭 튀어나온 상태였고, 손이 굳고 붓고 찌릿하는 정도가 새벽에 아파서 깰 정도였습니다. 두드러기 때문에 온몸이 가려워서 약도 복용하고 있었습니다. 갱년기로 인한 상열감도 있었는데요.

치료하고 나서 부종, 뻣뻣함, 새벽 통증이 줄고 가슴이 편안해졌습니다. 두드러기 약을 끊었을 때는 두드러기가 크게 늘었다가 줄고, 상열감도 괜찮아졌습니다. 이 모든 증상은 심장의 만성염증을 치료하면서 호전되었는데요. 이렇게 치료할 수 있는데도 정형외과에서 "손가락관절염은 치료법이 없으니, 아플 때 소염진통제를 먹으면서 관절을 아껴 쓰세요."라는 말을 듣고 치료를 포기했다고 합니다. 그러니 조금 더 일찍 치료했으면 하는 아쉬움이 있으셨나 봅니다.

손가락관절염은 무릎이나 고관절, 허리와 같은 부위처럼 인공관절 치환술이 없습니다. 이 때문에 정형외과에서 치료 방법이 없다고 말했던 것입니다. 손가락관절의 수술이 발달하지 않았기 때문에 "수술 방법이 없다."는 말을 "치료 방법이 없다."고 한 것이죠.

혓바늘이 자주 생긴다면

손가락 마디의 통증이나 손가락관절염은 심장에 만성염증이 누적되다가 드러난 징조입니다. 심장과 손가락은 연결되어 있다고 했습니다. 그래서 심장은 스스로 누적된 만성염증을 연결된 손가락으로 내보내려는 경향이 있습니다. 손가락관절염은 심장의 만성염증을 나누었기에 부정맥이나 급성 심근경색을 어느 정도는 예방했다고 볼 수 있죠. 이런 환자들을 항염증 한약으로 치료하면 처음에는 불면, 부정맥, 가슴 두근거림 등이 먼저 좋아집니다.

그러나 손가락관절의 부종이나 통증이 다소 증가하거나 손바닥에 땀이 나는 증상이 발생합니다. 이런 명현현상은 항염증 한약이 심장의 만성염증을 손가락과 손바닥 쪽으로 밀어내면서 일어나게 되고, 만성염증이 많이 빨리 밀려날수록 손가락과 손바닥에서 더 많이 일어나기 때문입니다. 이후 치료를 지속하면 차츰 손가락 통증과 부종이 사라지고 건강한 심장을 되찾게 됩니다.

만약 불면이나 혓바늘, 가슴 두근거림, 입 마름, 손가락의 거스러미 등이 있는데 손목터널증후군, 어깨 통증, 목디스크, 손가락관절염이 있다면 의심할 바 없이 그 원인은 심장의 만성염증입니다.

팔꿈치관절염도 마찬가지입니다. 팔꿈치를 굽히고 있을 때 증상이 더 악화된다는 분들도 있는데요. 팔꿈치 안쪽과 바깥쪽을 포함하여 주변의 근육들을 부드럽고 말랑하게 만들면 좋습니다. 손가락관절염과 팔꿈치관절염 환자들에게 권하는 자가 치료법을 소개합니다. 많은 분들이 효과를 보았으니 집에서 꼭 따라 해보기 바랍니다.

1. 타타타 때리기

관절염이 좋아지는 방법으로 타타타 때리기를 언급했는데요. 특히 퇴행성 관절염은 관절 주변을 때려주기만 해도 호전되는 경우가 많습니다.

❶ 책상에 수건을 깔아둡니다.

❷ 손가락관절염 환자는 손가락을 쫙 편 다음 손바닥 면으로 수건을 타타타 하고 때려줍니다. 팔꿈치관절염 환자는 팔을 구부린 채 팔꿈치로 수건을 타타타 때려줍니다.

2. 손가락 지압하기

　아픈 손가락 마디는 볼펜을 이용해서 꾹꾹 지압하면 좋습니다. 견딜 수 있을 정도의 통증으로 자주 자극하면 초기에 변형된 관절이 다시 돌아오기도 합니다.

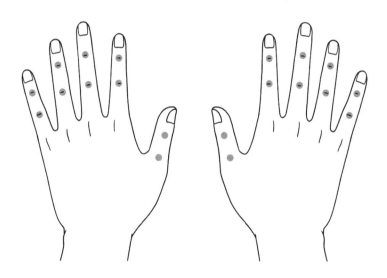

❶ 손등이 보이도록 책상에 손을 올려둡니다.

❷ 볼펜으로 손가락 마디를 부드럽게 꾹꾹 누릅니다.

3. 피내침 붙이기

피내침은 피부에 침을 넣어둔다는 뜻으로, 이침, T침으로도 알려져 있습니다. 일회용 밴드처럼 생겼는데, 작은 조각 하나에 침이 하나씩 들어 있습니다. 어느 회사 제품이든 괜찮습니다. 피내침은 염증이 손상된 조직을 회복하는 원리를 이용합니다.

피부에 침이 들어가면 침 주변으로 혈액이 몰려 피부가 빨갛게 변합니다. 즉, 느끼지 못할 만큼의 가벼운 염증반응을 일으키고, 이 반응이 손상된 조직의 회복을 돕습니다. 깨끗한 물에는 닿아도 되지만, 설거지나 청소할 때처럼 오염된 물을 만질 때는 닿지 않도록 주의하세요. 집안일을 마친 후 혹은 퇴근 후에 붙이고 아침에 일어나서 떼기를 추천합니다.

❶ 아픈 부위에 피내침을 붙인 후 손가락 또는 팔꿈치를 움직여봅니다.

❷ 움직일 때 아프거나 가만히 있어도 아프다면 피내침을 떼서 살짝 옆으로 옮깁니다.

❸ 사용한 피내침은 휴지에 싸서 버리거나 병원에 갈 때 의료폐기물로 버립니다.

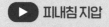 피내침 지압

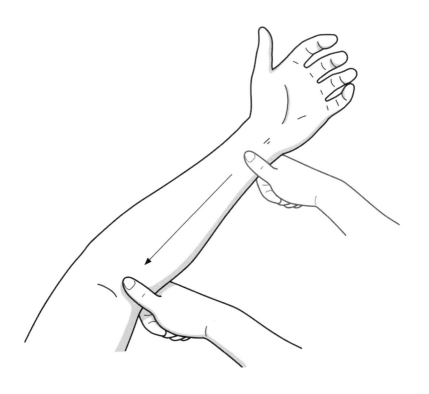

4. 팔 마사지

관절염을 치료할 때는 근육도 함께 보살펴주어야 합니다. 긴장된 근육은 이완하고, 약화된 근육은 단련해주는 것이 기본인데요. 팔꿈치 주변부터 팔 아래쪽에 있는 근육들을 마사지하면 손가락관절, 팔꿈치관절의 부담을 줄일 수 있습니다.

❶ 손바닥이 하늘을 향하도록 팔을 책상 위에 올려둡니다.

❷ 반대편 엄지손가락으로 손목부터 시작해서 팔꿈치 쪽으로 천천히 밀어줍니다. 근육을 풀어준다는 느낌으로 가볍게 누릅니다. 엄지 대신에 손날로 대신해도 됩니다. 3회 실시합니다.

❸ 팔을 돌려서 손등이 하늘을 향하도록 올려둡니다.

❹ 반대편 엄지손가락으로 손목부터 시작해서 팔꿈치 쪽으로 천천히 밀어줍니다. 엄지 대신에 손날로 대신해도 됩니다. 3회 실시합니다.

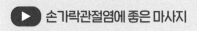 손가락관절염에 좋은 마사지

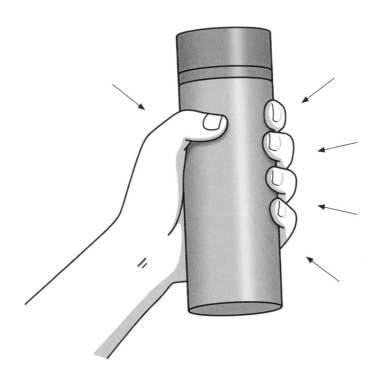

5. 스트레칭

4의 팔 마사지를 마친 후 스트레칭을 합니다.

손으로 쥐었다 풀기

❶ 텀블러, 방망이처럼 손으로 쥐기 좋은 원기둥 모양의 물건을 준비합니다.

❷ 가볍게 2초씩 쥐었다 풀기를 반복합니다. 근력을 키우는 게 아니라 풀어주는 동작이므로 강하게 쥐면 안 됩니다.

❸ 8회 실시합니다.

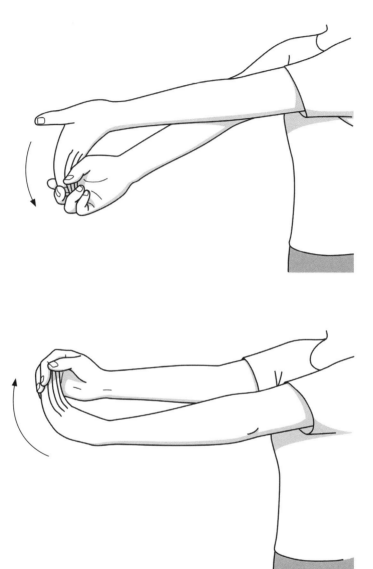

손가락 스트레칭

❶ 손바닥이 하늘을 향하게 하고 정면으로 손을 뻗습니다. 반대편 손으로 손가락을 쥡니다. 이때 어깨에 힘은 빼고 팔꿈치는 쭉 폅니다. 손목은 꺾이지 않습니다.

❷ 손바닥은 바깥쪽으로 밀어내고 손가락은 가슴 쪽으로 당깁니다. 3초간 당겼다가 힘 빼기를 3번 반복합니다.

❸ 팔을 돌려 손등이 하늘을 향하게 합니다. 반대편 손으로 손가락을 쥡니다. 손목은 꺾이지 않습니다.

❹ 손바닥은 바깥쪽으로 밀어내고 손가락은 가슴 쪽으로 당깁니다. 3초간 당겼다가 힘 빼기를 3번 반복합니다. 수시로 하면 좋습니다.

6. 유산소 운동

심장의 만성염증을 배출하는 유산소 운동은 심장뿐만 아니라 오장육부의 만성염증을 배출하는 좋은 방법입니다. 관절염뿐만 아니라 다양한 만성질환 치료에 도움이 되죠. 아직 무릎이 아프지 않다면 6장의 제대로 걷기와 2배속 걷기를 교대로 하면 도움이 됩니다.

손목관절

정형외과의 관점에서 손목터널증후군은 염증이나 연부조직이 부어서 두툼해진 결과 손목 안쪽 공간이 좁아진 상태입니다. 초기에는 소염진통제나 주사 치료를 하지만, 호전되지 않거나 엄지손가락의 근육이 약해지는 증상이 있으면 손목의 좁아진 구조를 해결하기 위해 수술하는 순서로 치료가 진행됩니다. 손목관절염의 1차 원인은 손가락관절염과 마찬가지로 심장의 만성염증 때문입니다. 수술하기 전에 만성염증을 해결하는 치료법이 필요합니다.

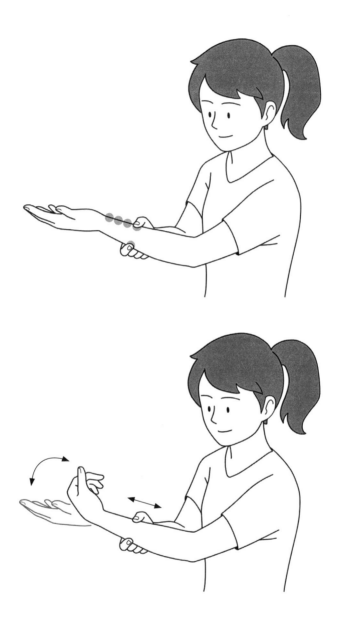

1. 손목 지압하기

다음 그림처럼 손목을 지압해보세요.

❶ 손바닥이 하늘을 향하게 아래 팔을 뻗습니다. 손목으로부터 손가락 4개 아래에 지점을 반대편 엄지와 검지로 잡습니다. 2개의 뼈 사이에 움푹 들어간 지점입니다.

❷ 힘줄들을 정렬해준다는 기분으로 부드럽게 잡고 손목을 굽혔다 폈다 합니다. 손목의 각도는 20~30도로 작게 움직입니다.

❸ 손목의 움직임에 따라 엄지와 검지도 위아래로 천천히 비벼주듯이 움직입니다. 1~3분간 반복합니다.

❹ 하루 3회 실시합니다.

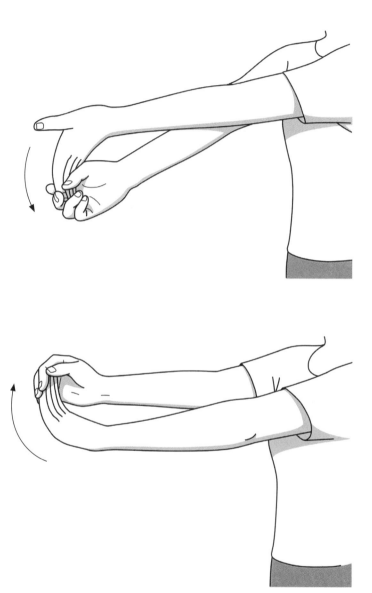

2. 손가락 스트레칭

손가락관절에 좋은 손가락 스트레칭은 손목관절에도 좋습니다.

❶ 손바닥이 하늘을 향하게 하고 정면으로 손을 뻗습니다. 반대편 손으로 손가락을 쥡니다. 이때 어깨에 힘은 빼고 팔꿈치는 쭉 폅니다. 손목은 꺾이지 않습니다.

❷ 손바닥은 바깥쪽으로 밀어내고 손가락은 가슴 쪽으로 당깁니다. 3초간 당겼다가 힘 빼기를 3번 반복합니다.

❸ 팔을 돌려 손등이 하늘을 향하게 합니다. 반대편 손으로 손가락을 쥡니다. 손목은 꺾이지 않습니다.

❹ 손바닥은 바깥쪽으로 밀어내고 손가락은 가슴 쪽으로 당깁니다. 3초간 당겼다가 힘 빼기를 3번 반복합니다. 수시로 하면 좋습니다.

무릎관절

근력은 관절 건강에 무척 중요합니다. 허벅지 근육과 종아리 근육이 무릎관절에 가는 충격을 줄여주는 쿠션 역할을 하거든요. 하지만 통증이 심할 때는 근력을 많이 키우기 힘듭니다. 이 때는 휴식도 필요하지만, 아프더라도 가벼운 운동을 해야 합니다. 근육량을 키우기 힘든 데 반해, 사용하지 않으면 근육량이 줄어드는 속도가 더 빠르기 때문이에요. 갱년기 이후라면 이 점을 꼭 기억해야 합니다. 6장의 운동법을 따라 한 뒤 다음의 스트레칭을 함께하면 더 좋습니다.

걷기 힘들어도 스트레칭은 무조건!

70대 초반의 남성 환자가 몇 달 만에 내원하셨습니다. 관절염을 치료하고 좋아진 상태를 잘 유지하고 있었는데, 술과 커피를 즐기다 보니 만성염증이 도질까 걱정된다고요. 술과 커피는 가만히 있어도 심장을 뛰게 하는 음식이어서 심장에 만성염증이 있을 때는 피해야 한다고 했거든요. 운동량을 확인했더니 자전거 타기, 하루에 1만 보 이상 걷기를 하고 계셨습니다. 동년배와 비교하여 적지 않은 운동량 덕분에 재발 없이 지내는 중이었는데요.

무엇보다 매일 20여 분의 스트레칭을 꼭 하고 있었습니다. 그래서 반주로 한 잔씩 드시던 술을 말리지 않았습니다. 아프지 않은 게 중요한 사람도 있지만, 하루를 살더라도 즐거운 게 중요한 사람도 있으니까요. 스트레칭을 할 때 관절 주변을 틈나는 대로 때려준다고 했습니다. 스트레칭은 움직이기 힘들 때도 해야 합니다. 다음 동작을 자주 해보세요.

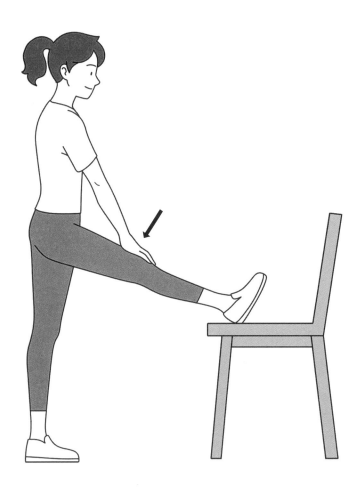

1. 무릎관절 펴기

무릎관절을 펴주는 스트레칭입니다.

❶ 의자를 앞에 두고 바로 섭니다. 한쪽 다리를 뻗어 의자에 올립니다.

❷ 무릎을 가볍게 누르며 무릎관절을 최대한 폅니다. 무릎 뒤쪽이 당기는 느낌을 느껴봅니다.

❸ 3회 반복합니다. 반대쪽도 실시합니다.

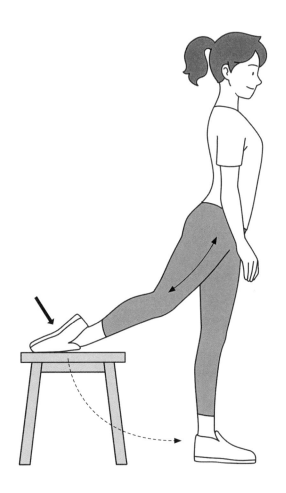

2. 허벅지 앞쪽 풀기

허벅지 앞쪽을 풀어주는 스트레칭입니다.

❶ 의자를 뒤에 두고 바로 섭니다. 한쪽 다리를 의자에 올립니다.

❷ 의자에 올려둔 다리를 아래 방향으로 3초간 가볍게 눌러줍니다. 이때 허벅지에 힘이 가볍게 들어갑니다.

❸ 3회 반복합니다. 반대쪽도 실시합니다.

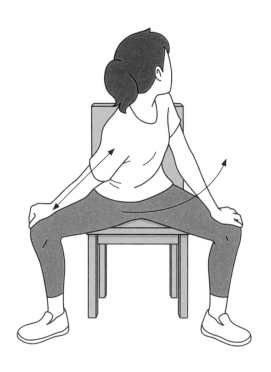

3. 허벅지 안쪽 풀기

허벅지 안쪽을 풀어주는 동작입니다.

❶ 의자 앞쪽에 걸터앉아 다리를 양옆으로 벌리고 앉습니다.
양팔을 쭉 펴서 각 무릎을 짚습니다.

❷ 오른팔을 쭉 펴면서 몸통은 자연스럽게 왼쪽 앞으로 숙입
니다. 팔로 다리를 밀어주면서 고개는 오른쪽을 향합니다.
오른쪽 무릎에 힘이 들어가면서 허벅지 안쪽 근육이 스트
레칭 됩니다. 제자리로 돌아옵니다.

❸ 3회 반복합니다. 반대쪽도 실시합니다.

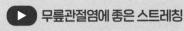 무릎관절염에 좋은 스트레칭

어깨관절

어깨관절은 움직임이 자유로운 만큼 평상시에 근육을 부드럽게 유지하는 게 중요합니다. 그래서 어깨 사용법을 익혀야 합니다. 무거운 물건을 들거나 어깨에 힘을 준 상태에서 어깨를 회전하면 다치기 쉽습니다. 근력이 약할수록, 일을 많이 해서 근육에 피로가 쌓였을 때 더 잘 다치는데요.

어깨에 힘을 준 상태에서는 등 근육을 함께 사용해 버텨야 합니다. 또한 높은 곳의 물건을 내려야 하는 상황에서는 귀찮더라도 발판을 이용해서 무거운 물건을 든 채 움직이는 동작을 최소화해야 합니다. 비슷한 예로 뒤에 있는 물건을 집으려고 팔을 과도하게 돌리다가 통증이 발생할 수 있는데요. 이미 어깨에 통증이 시작되었을 때는 몸통을 같이 돌려서 어깨의 손상을 줄여주세요.

어깨는 목, 등과 긴밀히 연결되어서 목, 어깨, 등이 굳는 느낌이 들기 시작했을 때부터 관리해줘야 회전근개파열, 석회화건염, 오십견 등을 예방할 수 있습니다. 집에서 관리하는 방법을 살펴보겠습니다.

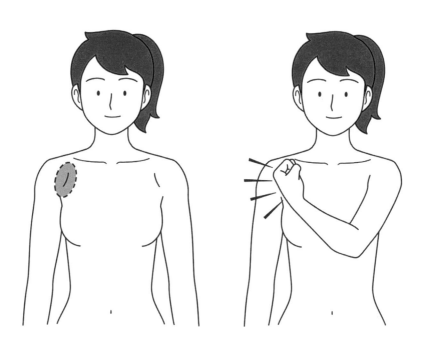

1. 타타타 때리기

다음의 부위를 타타타 때려주세요.

❶ 어깨관절과 가슴근육 사이의 오목한 곳과 그 주변을 타타타 때립니다.

❷ 주먹을 쥔 채 손날을 이용하거나 고무공, 마사지볼 등으로 때리면 안전합니다. 오십견은 세게 때릴수록 효과적입니다.

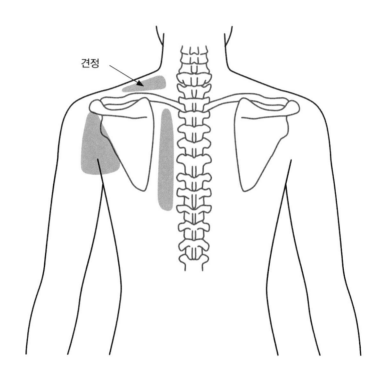

견정

2. 등 지압하기

등 부분을 강하게 눌러주면 날개뼈와 어깨의 움직임에 도움이 됩니다. 이 부위는 혼자 때리기 어렵기 때문에 마사지 스틱인 '츠보스틱'이라는 제품을 활용하면 손쉽게 자극할 수 있습니다.

❶ 뒤쪽 어깨관절, 견정 부위, 흉추와 날개뼈 사이의 등 부분을 눌러줍니다.

❷ 테니스공, 골프공, 마사지볼 같은 공을 등에 깔고 누워서 자극합니다. 등과 벽 사이에 놓고 꾹꾹 눌러도 좋습니다.

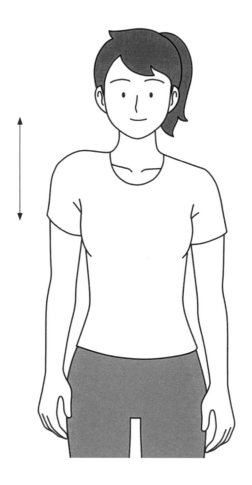

3. 으쓱으쓱 체조

거울을 보면서 어깨를 가볍게 올렸다 툭 떨어뜨려보세요.

❶ 천장에서 한쪽 어깨에 줄을 매달았다고 상상하고 천천히 가볍게 들어 올립니다.

❷ 목과 어깨에 긴장을 풀고 날개뼈가 들리는 것을 느껴봅니다.

❸ 끌어올린 상태에서 줄이 뚝 끊어진 것처럼 어깨가 아래로 툭 떨어지게 합니다. 어깨와 목에 긴장을 풀고 해야 효과적입니다. 거울을 보고 어깨만 움직이도록 연습하면 좋습니다.

❹ 20회 반복합니다. 반대쪽도 실시합니다.

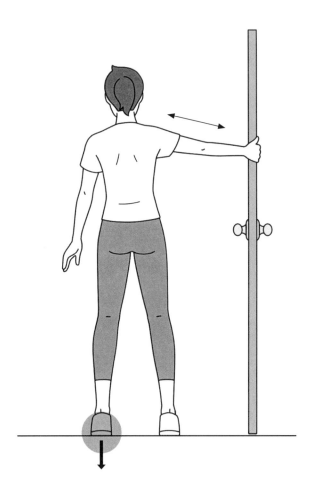

4. 셀프 견인

스트레칭을 하기 어려울 때는 문틀을 이용해서 어깨를 가볍게 견인해보세요.

❶ 아픈 어깨 쪽 팔을 뻗어 문가를 잡습니다. 팔의 높이가 어깨보다 낮아야 합니다.

❷ 문틀에서 더 먼 쪽 발에 체중을 싣습니다. 이때 어깨관절이 당기는 느낌이 들어야 합니다. 제자리로 돌아옵니다.

❸ 3회 반복합니다. 반대쪽도 실시합니다.

목디스크,
허리디스크

"어떻게 허리디스크가 한약으로 치료되죠?"

허리디스크 수술을 2번 했던 분이 재발해서 저를 찾아오셨습니다. 치료받고 호전되기 시작하자 제게 했던 질문입니다. 경험하고도 믿기지 않는다고요. 많은 환자가 목디스크, 허리디스크의 원인을 튀어나온 디스크 때문이라고 알고 있습니다. 그런데 디스크가 신경을 누르고 있어도 잘 지내는 분들이 많습니다. 또 신경을 누르지 않아도 방사통이 있다는 점은 디스크의 원인이 다양하다는 점을 시사합니다. 목, 허리디스크는 만성염증 때문에 발병할 때도 많습니다. 그래서 디스크가 터져서 흘러나올 정도가 아니라면 염증 치료를 먼저 하는 것입니다.

디스크를 감싸고 있는 질긴 막(섬유륜)이 터져서 디스크 안에 있는 수핵이 흘러내릴 때가 있습니다. 허리디스크는 발에 힘이 빠지거나 대소변이 뜻대로 조절되지 않을 수 있고, 목디스크는 팔이 저려 컵을 잡을 수 없거나 미세 동작이 불가능해질 수 있는데요. 이때는 주저하지 말고 수술해야 합니다.

이런 경우를 제외하면 보존적 치료를 하면서 경과를 살핍니다. 수술은 터진 디스크를 제거하지, 누적된 만성염증을 제거하진 않으니까요. 허리가 아팠다가 통증이 가라앉기를 반복한다면, 만성염증이 누적되다가 통증의 임계치를 넘실대고 있을 수 있습니다.

대체로 허리디스크는 신장이나 간의 만성염증일 때가 많고, 목디스크는 심장의 만성염증일 때가 많습니다. 물론 만성염증 치료는 스트레칭만으로는 한계가 많습니다. 하지만 진통제 없이 치료 과정을 견디려면 등 결림을 해소하고 목 스트레칭을 하는 것이 도움이 됩니다. 목 관리법을 소개합니다.

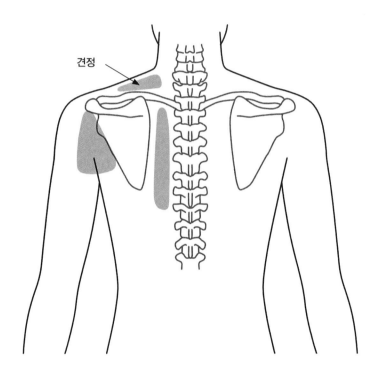
견정

1. 등 지압하기

등 부분을 강하게 눌러주면 등의 결림을 해소하는 데 도움이 됩니다.

❶ 뒤쪽 어깨관절, 견정 부위, 흉추와 날개뼈 사이의 등 부분을 눌러줍니다.

❷ 테니스공, 골프공, 마사지볼 같은 공을 등에 깔고 누워서 자극합니다. 등과 벽 사이에 놓고 꾹꾹 눌러도 좋습니다.

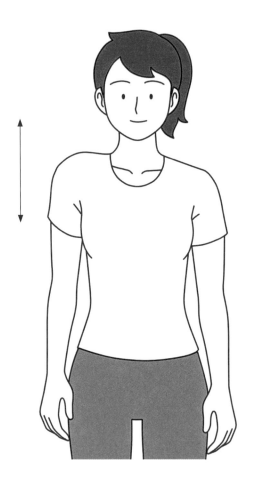

2. 으쓱으쓱 체조

어깨를 가볍게 올렸다 툭 떨어뜨려보세요.

❶ 천장에서 한쪽 어깨에 줄을 매달았다고 상상하고 천천히 가볍게 들어 올립니다.

❷ 목과 어깨에 긴장을 풀고 날개뼈가 들리는 것을 느껴봅니다.

❸ 끌어올린 상태에서 줄이 뚝 끊어진 것처럼 어깨가 아래로 툭 떨어지게 합니다. 어깨와 목에 긴장을 풀고 해야 효과적입니다. 거울을 보고 어깨만 움직이도록 연습하면 좋습니다.

❹ 20회 반복합니다. 반대쪽도 실시합니다.

목은 머리와 어깨, 등의 중간에 위치합니다. 목디스크 환자들은 머리, 어깨, 등의 고래 싸움에서 목이라는 새우 등이 터지는 상태라고 볼 수 있습니다. 저도 반복되는 목의 통증 때문에 한약을 처방해서 복용하고 효과를 보았는데요. 그 이후에는 틈틈이 목 스트레칭을 해서 재발 없이 잘 관리하고 있습니다.

허리디스크 환자는 허리를 굽히지 말라는 주의사항을 많이 들었을 텐데요. 굽히지 않으려고 과도하게 젖히다 보면 척추 후관절에 체중이 과하게 실리고, 이곳에 염증이 발생하는 경우가 많습니다. 척추에 실리는 중력은 몸통과 위아래 척추를 연결하는 척추 후관절에 9:1 비율로 실립니다. 과도하게 굽히지 않도록 조심해야겠지만, 또 과도하게 젖히지 않도록 조심할 필요가 있죠. 이때는 골반 굴리기 운동이 좋습니다(191쪽 참고).

항염증 한약 치료를 병행하면서 과도한 긴장을 줄이면 허리디스크 치료도 어렵지 않습니다. 이후에 운동으로 관리하면 되겠습니다.

골반관절

골반의 움직임이 제한되면 이미 목, 어깨, 허리, 무릎, 발목까지 다양한 관절이 아플 것입니다. 그리고 혈압, 당뇨, 갑상선 등 내과 질환을 겪고 있을 확률이 높은데요. 상당수는 골반의 움직임을 이미 잊은 상태입니다. 이와 같은 상태에서는 힘을 제대로 쓸 수 없고, 운동도 많이 할 수 없습니다. 많이 걷는 것 자체가 무리일 수 있거든요. 이때는 운동을 많이 하는 것보다 '천천히' 하는 게 중요합니다. 6장의 운동을 하고 난 뒤에 다음 스트레칭을 해보세요. 골반과 고관절의 움직임을 살리는 연습입니다.

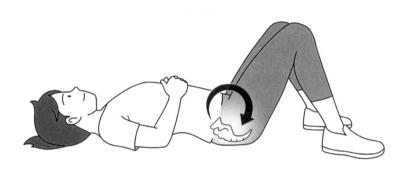

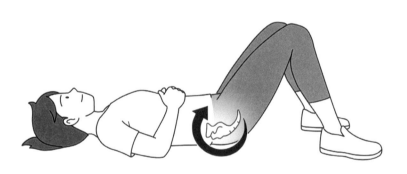

골반 굴리기

골반의 움직임을 부드럽게 만드는 동작입니다.

❶ 누워서 양무릎을 접은 채 양발을 어깨너비만큼 벌립니다.

❷ 골반을 앞으로 굴리면 꼬리뼈가 바닥에 닿습니다. 천천히
양발로 바닥을 밟는 힘을 늘리다 보면 골반이 앞으로 굴려
집니다. 허리나 복근은 사용하지 않고 엉덩이 근육만 이용
합니다.

❸ 골반을 뒤로 굴리면 꼬리뼈가 바닥에서 떼어집니다. 이때도
허리나 복근은 사용하지 않고 엉덩이 근육만 이용합니다.

❹ 횟수 제한 없이 자주 실시합니다.

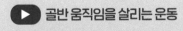 골반 움직임을 살리는 운동

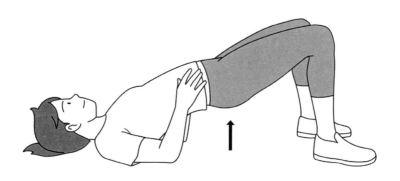

브릿지 운동

고관절의 움직임을 살리는 동작입니다.

❶ 바닥에 누워서 양무릎을 접은 채 양발을 어깨너비만큼 벌립니다.

❷ 양발로 바닥을 누르면 엉덩이 근육에 힘이 들어갑니다. 복근에 힘을 주지 않고 엉덩이 근육만 사용해서 골반을 들어올립니다.

❸ 바닥에 닿아 있던 꼬리뼈가 바닥에서 떼지고 척추 하나하나가 천천히 펴지는 것을 느낍니다. 허리에 전혀 부담이 가지 않아야 합니다.

❹ 가슴, 배, 허벅지가 일자가 될 때까지 들어 올립니다. 제자리로 돌아옵니다. 8회 실시합니다.

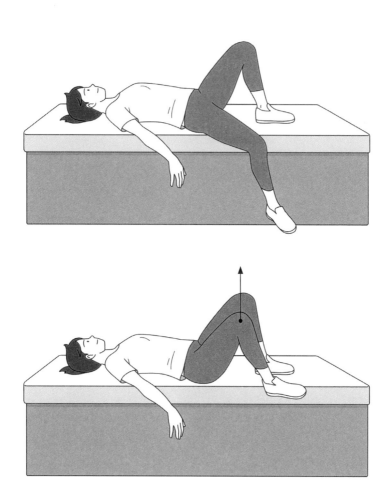

다리 늘어뜨리기

고관절의 움직임을 살리는 동작입니다.

❶ 침대에 비스듬히 누워 한쪽 다리를 침대 밖으로 늘어뜨립니다.

❷ 천장에서 무릎에 줄을 매달았다고 상상하고 천천히 가볍게 들어 올립니다. 무릎은 펴지 않습니다.

❸ 발바닥이 침대 높이에 올 때까지 들어 올렸다 천천히 내려 놓습니다. 허리는 움직이지 않고 엉덩이 근육만 사용합니다.

❹ 8회 반복합니다. 반대쪽도 실시합니다.

고관절

고관절은 신장과 간의 만성염증이 원인일 때가 많습니다. 간의 만성염증은 노화가 아니더라도 스트레스나 과중한 업무와 학업으로도 누적될 수 있는데요. 앞서 언급했듯이 과로와 스트레스에 시달린 사람은 간경화가 오기 전에 눈이나 자궁, 갑상선, 고관절 등에 증상이 드러나게 됩니다. 또한 고관절과 무릎관절은 긴밀하게 연결되어 있어 무릎이 아프다면 고관절도 아플 것을 늘 염두에 두어야 합니다. 따라서 무릎이 잘 낫지 않는다면 고관절도 함께 관리해야 합니다.

1. 타타타 때리기

다음의 부위를 타타타 때려보세요.

❶ ASIS 주변 근육(붉은색 부분)과 엉덩이에 주사 맞는 부위를 주
  먹으로 타타타 때립니다.

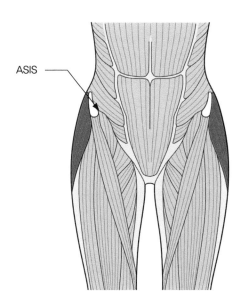

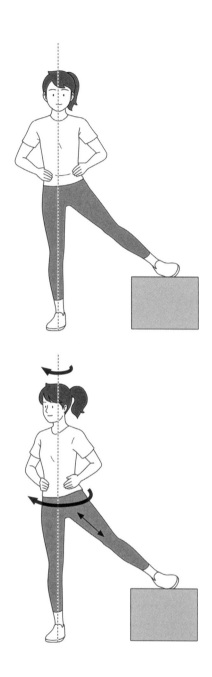

2. 고관절 풀기

고관절을 풀어주는 동작입니다.

❶ 의자를 옆에 두고 바로 섭니다. 다리를 옆으로 뻗어 의자에 올립니다.

❷ 무릎을 편 상태에서 뻗은 다리 반대쪽으로 몸을 살짝 회전합니다. 머리, 골반, 허벅지도 살짝 회전합니다.

❸ 이때 허벅지 안쪽 근육이 살짝 당기는 느낌이 들면 호흡을 3회 한 뒤 제자리로 돌아옵니다.

❹ 3회 반복합니다. 반대쪽도 실시합니다.

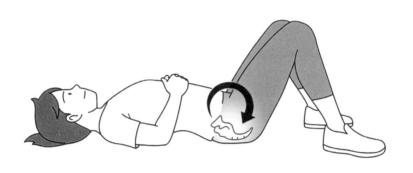

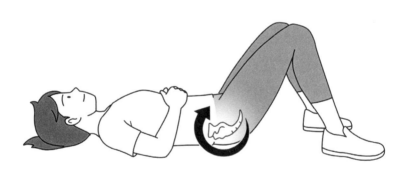

3. 골반 굴리기

골반의 움직임을 부드럽게 만드는 동작입니다.

❶ 누워서 양무릎을 접은 채 양발을 어깨너비만큼 벌립니다.

❷ 골반을 앞으로 굴리면 꼬리뼈가 바닥에 닿습니다. 천천히 양발로 바닥을 밟는 힘을 늘리다 보면 골반이 앞으로 굴려집니다. 허리나 복근은 사용하지 않고 엉덩이 근육만 이용합니다.

❸ 골반을 뒤로 굴리면 꼬리뼈가 바닥에서 떼어집니다. 이때도 허리나 복근은 사용하지 않고 엉덩이 근육만 이용합니다.

❹ 횟수 제한 없이 자주 실시합니다.

발관절,
발목관절

송곳으로 발을 찌르는 듯한 통증으로 고생하던 환자가 있었습니다. 갱년기가 오고 코로나까지 겹치면서 6개월간 운동도 못하고 통증에 시달렸다고 해요. 간, 신장의 만성염증을 치료했더니 다시 운동도 하고 집안일도 하게 되었습니다. 그런데 코로나에 걸린 이후 이따금 관절이 아프기 시작했다고 해요.

만성염증을 이해하면 코로나 후유증, 족저근막염, 퇴행성 관절염과 같은 병명은 크게 중요하지 않습니다. 만성염증을 해결하면 따라오는 질병과 통증이 함께 해결되니까요. 발, 발목이 아프니까 걷지 못 하고, 운동을 못 하니까 더 낫지 않는 악순환이 시작되기 전에 고리를 끊어내야 합니다.

어떤 환자는 무릎을 때리고 관절이 좋아졌는데, 더 좋아지고 싶어 저를 찾아오셨습니다. 그렇게 함께 치료한 결과 쪼그려 앉기까지 할 수 있게 되었다며 원장실에서 직접 시범을 보여주셨습니다. 여러분도 틈틈이 집에서 해보세요. 그 관리법은 매우 쉽습니다.

1. 타타타 때리기

발목관절을 부드럽게 하기 위해서 틈틈이 자주 해보세요.

❶ 종아리와 종아리 바깥쪽을 타타타 때립니다. 텀블러로 비비거나 폼롤러로 밀어도 좋습니다. 아침에 일어나 바닥에 첫 발을 디딜 때 발에 통증이 있다면 더욱 자주 때립니다.

부위별 운동법 한눈에 보기

1. 무릎관절

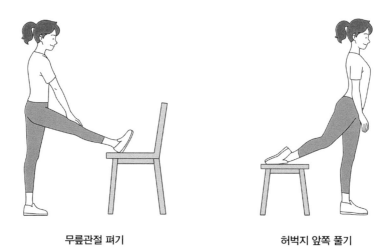

무릎관절 펴기   허벅지 앞쪽 풀기

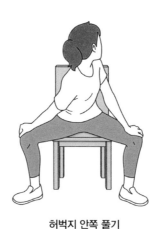

허벅지 안쪽 풀기

2. 손가락관절, 팔꿈치관절

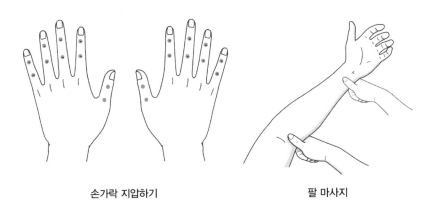

손가락 지압하기

팔 마사지

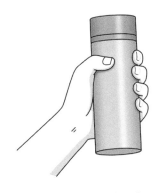

손으로 쥐었다 풀기

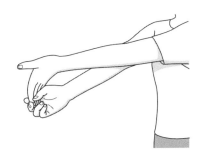

손가락 스트레칭

3. 어깨관절

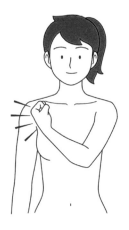

어깨 때리기

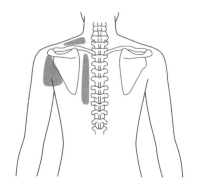

등 지압하기

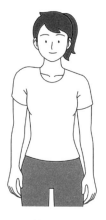

으쓱으쓱 체조

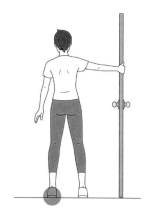

셀프 견인

4. 손목관절

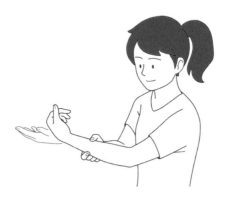

손목 지압하기

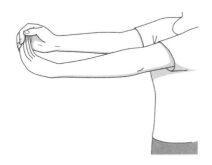

손가락 스트레칭

부록 2 질문과 답변

하루에도 수십 명의 환자들이 내원하는데 그때마다 꼭 받는 질문들이 있습니다. 최대한 자세하게 설명하려고 노력하지만 어르신들이라 금방 잊으시곤 해요. 잘못된 상식들이 고정관념처럼 굳어져서 받아들이기 어려운 탓도 있을 거예요. 오해를 바로잡기 위해 질문들을 한데 모아 정리했습니다. 자주 읽다 보면 여러분의 몸을 돌보는 일에 반드시 도움이 될 겁니다.

Q1 **연골주사 맞아도 되나요?**

무분별하게 먹는 소염진통제를 주의하고 만성염증을 치료하자고 말씀드렸는데, 간혹 연골주사까지 맞지 않는 분들이 있습니다. 연골주사는 히알루론산이라는 물질을 관절강에 넣어주는 치료입니다. 딱딱한 신발에 푹신한 깔창을 까는 것과 같습니다. 시간이 지나면 우리 몸에 자연흡수가 되어서, 평균적으로 6개월마다 주사합니다. 건강보험에 보장되어서 부담이 적은 치료인데요. 만성염증 자체를 줄이는 것은 아니지만, 염증반응을 억제하는 것은 아니니 연골주사를 권유받으면 맞으세요.

Q2 **프롤로 치료를 받아도 되나요?**

프롤로 주사 치료는 손상 부위에 포도당을 주사하여 염증반응을 유발하여 회복을 이끌어내는 치료입니다. 프롤로 치료와 항염증 한약 치료는 궁합이 좋은 치료인데요. 프롤로 주사 치료로 효과를 보지 못한 분들이 있는데 왜 그런지, 어떻게 하면 효과를 볼 수 있는지 말씀드리겠습니다.

한의원에 내원했던 분 중에 프롤로 주사를 맞고 효과를 봤던 분이 있었는데요. 어느 날부터 효과를 보지 못했다고 합니다.

효과가 사라진 이유도 만성염증으로 설명이 가능한데요. 만성염증은 누적된 손상의 총합이고, 프롤로 주사는 염증반응 이후에 오는 회복 과정을 이용하는 치료입니다.

그런데 손상을 회복하는 속도가 누적되는 속도를 감당하지 못하면 프롤로 주사로 염증반응을 시작할 신호를 주더라도 회복 과정으로 이어지지 못합니다. 프롤로 주사 치료의 효과에 대해 논란이 있는 이유입니다. 효과가 있기도 하고 없기도 한 이유는 만성염증으로 누적된 손상의 정도가 개인마다 다르기 때문입니다. 프롤로 주사의 치료 효과를 올리고 싶다면 만성염증을 치료하면서 병행하면 되겠습니다.

Q3 무릎에서 소리가 나는데 괜찮을까요?

무릎에서 소리가 나는데 통증이 없다면, 일단은 안심해도 좋습니다. 관절 주변에는 충격과 마찰을 견디기 위한 쿠션들이 근육, 힘줄, 인대 주변에 있는데요. 근육이 뻣뻣해질 때 튕기면서 나는 소리입니다. 근육이 탄력 있도록 스트레칭, 마사지, 영양 보충, 휴식 등으로 관절 주변을 돌봐주면 되는 단계입니다.

Q4 **수족냉증에는 흑염소가 좋다던데?**

수족냉증이 있다고 해서 몸이 차다고 단정해서는 안 됩니다. 몸이 냉해서 손발이 찬 사람은 80세가 넘은 어르신 중에 간혹 있습니다. 수족냉증을 호소하는 분들은 대부분 그 원인이 만성 염증 때문입니다. 염증이 있으면 뜨거울 것 같은데, 왜 차갑다고 느낄까요?

몸 안에 만성염증이 있으면 혈액이 만성염증을 해결하고자 몸의 중심인 오장육부로 몰려듭니다. 그렇게 만성염증이 누적된 곳으로 몰려드는 혈액 때문에 손끝, 발끝에 혈액이 부족해집니다. 혈액이 가지 않은 부위에 온기가 가지 않으므로 손발이 차갑게 느껴지는 수종냉증을 겪게 됩니다.

이런 분들은 실내에서 양말을 신고 있어도 발이 차갑다고 합니다. 심한 분들은 겨울에 동상이 걸리기도 합니다. 과로하거나 스트레스를 받으면 굉장히 빠르고 강력하게 우리 몸에 만성염증을 일으킵니다. 이때 손발뿐만 아니라 아랫배 쪽으로 혈액이 가지 못하는 경우가 생깁니다. 이때는 유산소 운동과 적당한 근육 운동을 통해서 몸 안에 쌓인 만성염증을 몸 밖으로 배출해야 합니다.

Q5 물을 많이 마시면 염증이 배출된다는데?

결론부터 말하면 하루에 물을 2L씩 마셔야 한다는 말은 틀렸습니다. 물이 나쁜 게 아니라 사람마다 물을 감당하는 정도가 다르기 때문이죠. 물과 음식, 신진대사로 만들어진 물의 절반 남짓은 소변으로 배출되고 나머지는 폐호흡, 피부호흡, 땀으로 배출됩니다. 그런데 아파서 운동을 못 할 정도이고 집안일만 하는 경우라면 폐호흡이 줄어드니까 평균보다 물이 덜 필요하겠죠. 피부가 건조하거나 땀이 잘 나지 않은 분들은 물을 많이 마실수록 신장이 소변을 배출하는 데 과도한 일을 하게 됩니다. 그 한계를 넘어서면 몸이 붓고 무거워집니다.

계절, 연령, 운동량, 땀이 나는 정도에 따라 물의 양은 변할 수 있으므로 신체에 따라 조절하는 게 적합합니다. 특히 관절이 아파서 운동을 오랫동안 못 한 분들, 아파서 운동을 하지 못하는 분들은 물을 과하게 마시면 안 됩니다. 물론 젊고 건강한 분들이 물을 많이 마시는 것은 상관없습니다. 그러나 고혈압, 갑상선기능 저하증, 당뇨를 앓는 분들은 특히 조심해야 합니다. 다음과 같은 분들은 물을 자주 마시는 습관을 주의해야 합니다.

● 마시는 물보다 소변량이 더 많다.

● 물을 마시면 바로 소변을 본다.

● 1시간마다 소변이 마렵다.

● 물을 마시면 붓는다.

● 자다가 소변 때문에 2번 이상 깬다.

● 물을 많이 마시지 않아도 몸, 다리가 붓는다.

● 입마름에도 물이 잘 들어가지 않는다.

● 물을 마셔도 입마름이 해결되지 않는다.

내 몸에 적절한 물의 양을 찾는 방법을 알려드리겠습니다. 체중이 60kg이면 6에 3을 곱하고 100으로 나눕니다. 즉, 6X3=180이고, 100으로 나누면 1.8L입니다. 이 정도의 물을 꼭 마셔야 한다는 게 절대로 아닙니다. 혈기 왕성하고 건강한 사람이 마실 수 있는 최대치입니다. 운동선수나 평범한 사람이 운동을 많이 했을 때 마실 수 있는 정도라고 생각하면 됩니다. 여기서 운동량, 땀의 양, 연령, 활동량, 피부가 건조한 정도에 따라 150~200cc를 가감하면 됩니다.

예를 들어 60세 여자인데, 몸무게가 50kg이라고 합시다. 마실 수 있는 물의 최대치는 5X3=15÷100=1.5L입니다. 그런데 운동을 많이 안 한다면 1.5L에서 추가로 200cc 제하고, 땀도 없고 피부도 건조한 편이면 200cc 제하고, 연령이 많아 100cc 정도 줄이면 하루에 마셔야 할 물의 양은 1L 정도입니다. 그런데 걷기만 해도 숨이 차고 헉헉 대는 정도라면 물의 양을 좀 더 빼야겠죠.

물을 얼마나 마시느냐보다 물을 낭비하는 습관을 없애는 게 중요합니다. 물을 1L 마신다면 이를 효율적으로 쓰고 있는가를 살펴보아야 합니다. 술, 커피, 녹차, 홍차 등 이뇨작용을 하는 음료는 주의해야 합니다. 짜고 단 인스턴트 음식, 빵, 초콜릿, 찌개류를 과하게 섭취하지 않도록 조심해야 합니다. 만성염증을 줄이는 방법과 크게 다르지 않죠.

생수나 맹물을 못 드시는 분이 있습니다. 비릿한 맛 등의 이유로 말이죠. 생수가 아니어도 됩니다. 볶은 보리, 현미차를 권합니다. 찬물을 못 마시거나 위장이 차갑다면 둥글레차를 연하게 타서 생수 대신에 먹는 게 좋습니다. 단, 한꺼번에 많이 마시지 말고 조금씩 나눠서 드세요. 특히 입이 말라서 물을 자꾸 마신다는 분들이 많은데요. 목을 가볍게 축이거나 가슴의 열을 내려줄 정도로 살짝 마시는 게 좋습니다. 무엇보다 물을 낭비하는 습관부터 없애기 바랍니다.

Q6 산후풍은 어떻게 치료하나요?

출산 후 몸이 변했다는 분들이 있습니다. 생리통이 없어지는 긍정적인 경우도 있지만, 산후풍으로 붓고, 관절이 아프고, 사지가 시린 증상들이 시작된 분들이 있습니다. 이때는 붓더라도 다이어트를 하면 안 됩니다. 산후풍이 있을 때는 붓고, 체중이 줄지 않더라도 굶는 다이어트를 하면 돌이킬 수 없습니다.

산후는 일시적인 노화 상태라고 보면 됩니다. 열 달 동안 모은 에너지를 자녀에게 모두 나눠주었기 때문인데요. 노화의 특징이 회복 속도가 느린 것이죠. 느린 회복 속도는 만성염증이 쌓일 때에도 나타나는데요. 따라서 산후풍은 만성염증 상태라고 보면 됩니다. 일시적으로 노인이 되었다는 사실을 모르고, 건강했던 때처럼 몸을 다뤄선 안 됩니다. 과도한 운동, 굶는 다이어트 등을 피하고, 산후조리 차원에서 만성염증을 배출하기 위한 치료를 받아야 합니다.

Q7 한약은 간에 나쁘다던데?

한약을 오래 먹으면 간 수치가 오를까 봐 겁이 난다는 분들이 있습니다. 한약이 간에 나쁘다는 속설에 대해 정리하겠습니다. 실제로 간 수치가 오르는 경우는 거의 없습니다. 제가 그동안 처방한 횟수가 1만 번이 넘는데, 그동안 간 수치가 오른 경우는 단 3건이었습니다. 음주 후 다음 날 측정될 수 있는 정도의 가벼운 수치였습니다. 좀 더 안심하도록 몇 가지를 더 말씀 드리겠습니다.

첫째, 한의사가 처방한 한약과 자가진단으로 먹거나 건강식품으로 먹는 경우를 구분해야 합니다. 면역력을 올린다든지, 심장에 좋다는 효능에 혹해서 진찰 없이 건강식품을 먹었다가 간 수치가 올라서 한약에 대한 오해가 커졌습니다. 진찰하고 처방한 한약은 안심하고 먹어도 됩니다. 특히 뜨거운 약재들로 구성된 홍삼, 녹용류는 주의가 필요합니다.

둘째, 간 수치에 대해 정확하게 알아보겠습니다. 인체의 세포는 끊임없이 제거되고 새로 만들어집니다. 간세포 역시 마찬가지인데요. 여러가지 이유로 간세포가 교체될 때, 간세포에 포함된 r-GTP, AST, ALT, ALP 등과 같은 효소들이 혈액 중에 포함되어 흘러다닙니다. 간 기능 혈액검사는 혈액 중에 떠다니는 효소의 수치를 측정하는 것인데요. 이 수치가 평균보다 높아졌을 때 간에 어떤 문제가 있는지 의심해보기 시작합니다. 질환이 강력하게 의심되는 수치가 있고, 가볍게 증가한 정도라서 지켜보는 단계일 수 있습니다.

예를 들어 AST, ALT의 정상 수치는 40IU 이내입니다. 둘 중에 한 가지만 100IU 이내로 오르면 지켜보는 단계입니다. 양약이든 한약이든 치료 목적으로 약을 복용하고 있다든지, 최근 과음을 했다든지, 운동을 과하게 했거나 과로, 스트레스에 시달렸는지 등에 따라 잠깐 오를 수 있다고 봅니다. 특히 AST, ALT는 간 이외에도 심장 근육, 손발 근육, 적혈구 안에도 있어서 운동을 많이 해도 올라가는 경우가 있습니다.

징병검사장에서 건강상담을 한 적 있는데요. 20세 수검자가 간 수치가 올랐다고 걱정하더군요. 전날 술도 먹지 않았고, 복용 중인 약도 없었는데 말이죠. 확인해보니 체력을 키우려고 헬스장에 다니고 있었습니다. 이런 정도는 휴식을 취하거나 약물을 끊기만 해도 회복됩니다. 한약이 간에 나쁘다는 소문은 근거가 없으니 안심해도 됩니다.

Q8 혈압약은 평생 먹어야 하나요?

혈압약을 평생 먹어야 한다는 미신에서 벗어나야 합니다. 그리고 모든 의사가 혈압약을 평생 복용해야 한다고 하진 않습니다. 혈압이 조절되면 약을 끊고 운동과 식생활 개선을 권하는 내과 원장님도 많습니다. 혈압이 올랐다고 바로 약을 먹는 것도 아니고요. 그렇다고 대책 없이 약을 끊어서도 곤란합니다.

저는 고혈압을 치료할 때 운동하면서 약을 줄이기를 권합니다. 실제로 혈압약을 4일에 한 번씩 복용하는데도 혈압이 잘 유지되는 경우도 있고요. 아직 관절이 아프지 않은 분들은 더욱 약을 줄이며 운동을 꼭 시작하길 바랍니다.

Q9 만성염증을 해결하면 관절염 외에도 치료되나요?

하루는 환자 분이 관절염 외에도 치료할 수 있는지 물어보셨습니다. 만성염증을 이해하고 나니 관절염에만 국한된 치료가 아닐 것 같다고 짐작하신 건데요. 뛰어난 지적이었습니다. 관절뿐만 아니라 다른 질환도 치료하고 있습니다. 병명에 구애받지 않고 만성염증으로 인한 질환은 만성염증을 치료함으로써 호전될 수 있습니다. 그래서 관절염을 치료했는데 두드러기가 낫고, 변비가 해결되고, 잠을 잘 자는 등 다양한 증상이 좋아지는 경험을 하게 되죠. 관절염 환자 분의 가족들이 앓고 있는 아토피, 두드러기, 생리통, 천식, 성장 치료까지 하는데요. 어느새 가족의 주치의가 되어가고 있네요.

통증을 줄이고자
시작했던 이야기

왜 아플까? 어떻게 통증을 줄일 수 있을까를 고민한 지 15년이 되었습니다. 한약, 침, 약침, 추나부터 물리치료, 심리치료까지 편견 없이 배웠습니다. 결국은 통증뿐만 아니라 비만, 불면, 고혈압, 당뇨, 두드러기도 만성염증이 문제였습니다. 이런 만성염증을 새롭게 정의할 필요가 있었습니다. '만성염증은 손상된 누적의 총합'이라 정의하고, 그 특징을 밝혀 이러한 관점을 기준으로 손상을 줄이고 회복을 늘리는 방법들을 정리했습니다. 더 나은 정의와 연구가 나오면 언제든 수용하겠지만, 현재까지

나온 염증 치료법의 최신지견입니다.

안타깝게도 운동과 식단 관리는 예방효과가 있지만, 만성염증을 낫게 하는 데는 부족합니다. 이것만 먹으면 낫는다는 만병통치약도 아직은 없습니다. 개인의 특성에 맞춰 치료해야 하기 때문입니다. 대신 증상이 가벼운 분들을 위한 3가지 약재와 운동법들을 소개했으니 먼저 시도해보기를 바랍니다.

그동안 저를 믿고 몸과 마음을 맡겨주셨던 환자들에게 감사의 말씀을 전하고 싶습니다. 책을 출간하는 기회에 마음을 전합니다. 문을 열고 들어오던 발걸음 하나하나, 저를 바라보던 시선 하나하나 다 기억하진 못 하지만 늘 감사한 마음을 잊지 않고 있습니다.

이 모든 성과는 앞서 길을 걸어가신 스승님, 선배님의 경험과 연구 덕분입니다. 한의사뿐만 아니라 정형외과, 약사, 한약사, 물리치료사, 심리치료사 선생님들 덕분입니다. 감사한 분들을 찾자면 끝이 없네요. 약재를 키워주신 농부 여러분들과 함께 수고해준 직원들, 항상 힘이 되어준 가족, 응원해준 친구, 편집자 님에게도 감사를 전합니다. 서로 믿고 만나 새로운 치료의 패러다임을 이루어낸 여러분께 모두 감사합니다.

참고문헌 및 자료

로버트 S. 골드, 《약 제대로 알고 복용하기》, 조윤커뮤니케이션, 2018.

선앤숨연구소, 《선앤숨》, 군자출판사, 2019.

스티븐 기즈, 《습관의 재발견》, 비즈니스북스, 2014.

이케타니 도시로, 《아프다면 만성염증 때문입니다》, 보누스, 2019.

제임스 르 파누, 《현대의학의 거의 모든 역사》, 알마, 2016.

추주, 《본경소증》, 대성의학사, 2001.

키스 무어 외, 《무어 임상해부학》, 바이오사이언스, 2020.

토마스 한나, 《소마틱스》, 군자출판사, 2019.

하비 비겔슨, 《좋은 의사는 소염제를 처방하지 않는다》, 라의눈, 2018.

한의과대학 병리학 편찬위원회, 《한방병리학》, 일중사, 2002.

한의과대학 본초학 편찬위원회, 《본초학》, 영림사, 2004.

미국과학진흥협회(AAAS) 과학뉴스 사이트 유레크얼러트

www.eurekalert.org/news-releases/971214

어떤 관절염도 완치할 수 있는 기적의 3·3요법

2023년 3월 31일 초판 1쇄 발행

지은이 오창훈, 박영석
펴낸이 박시형, 최세현

책임편집 김유경 **디자인** 윤민지
마케팅 양봉호, 양근모, 권금숙, 이주형 **온라인홍보팀** 신하은, 정문희, 현나래
디지털콘텐츠 김명래, 최은정, 김혜정 **해외기획** 우정민, 배혜림
경영지원 홍성택, 김현우, 강신우 **제작** 이진영
펴낸곳 (주)쌤앤파커스 **출판신고** 2006년 9월 25일 제406-2006-000210호
주소 서울시 마포구 월드컵북로 396 누리꿈스퀘어 비즈니스타워 18층
전화 02-6712-9800 **팩스** 02-6712-9810 **이메일** info@smpk.kr

쌤앤파커스(Sam&Parkers)는 독자 여러분의 책에 관한 아이디어와 원고 투고를 설레는 마음으로 기다리
고 있습니다. 책으로 엮기를 원하는 아이디어가 있으신 분은 이메일 book@smpk.kr로 간단한 개요와 취
지, 연락처 등을 보내주세요. 머뭇거리지 말고 문을 두드리세요. 길이 열립니다.